Leven met astma bij kinderen

Peter Merkus en Marijke Tibosch

Leven met astma bij kinderen

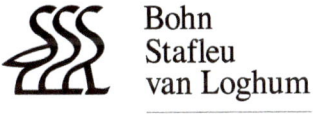

Houten 2011

© 2011 Bohn Stafleu van Loghum, onderdeel van Springer Media
Alle rechten voorbehouden. Niets uit deze uitgave mag worden verveelvoudigd, opgeslagen in een geautomatiseerd gegevensbestand, of openbaar gemaakt, in enige vorm of op enige wijze, hetzij elektronisch, mechanisch, door fotokopieën, opnamen, of enig andere manier, zonder voorafgaande schriftelijke toestemming van de uitgever.
Voor zover het maken van kopieën uit deze uitgave is toegestaan op grond van artikel 16b Auteurswet j° het Besluit van 20 juni 1974, Stb. 351, zoals gewijzigd bij Besluit van 23 augustus 1985, Stb. 471 en artikel 17 Auteurswet, dient men de daarvoor wettelijk verschuldigde vergoedingen te voldoen aan de Stichting Reprorecht (Postbus 3060, 2130 KB Hoofddorp). Voor het overnemen van (een) gedeelte(n) uit deze uitgave in bloemlezingen, readers en andere compilatiewerken (artikel 16 Auteurswet) dient men zich tot de uitgever te wenden.

Samensteller en uitgever zijn zich volledig bewust van hun taak een zo betrouwbaar mogelijke uitgave te verzorgen. Niettemin kunnen zij geen aansprakelijkheid aanvaarden voor eventueel in deze uitgave voorkomende onjuistheden.

ISBN 978 90 313 6142 7
NUR 863

Ontwerp omslag: Bayards Ontwerpers, Amsterdam
Ontwerp en layout binnenwerk: Designworks, Breda
Tekening omslag: Imke Mulders, 11 jaar
Cartoons: Marcel Jurriëns, Boxtel

Bohn Stafleu van Loghum
Het Spoor 2
Postbus 246
3990 GA Houten

www.bsl.nl

Lijst van auteurs en redacteuren

Auteurs

Dr. P.J.F.M. Merkus
kinderlongarts en hoofd van de afdeling Kinderlongziekten, UMC St Radboud, Nijmegen.

Drs. M.M. Tibosch
gezondheidszorgpsycholoog en orthopedagoog, UMC St Radboud, Nijmegen en Universitair Centrum voor Chronische Ziekten Dekkerswald te Groesbeek.

Redacteuren

Dr. M.E. Numans
huisarts te Utrecht, tevens als universitair hoofddocent verbonden aan het Julius Centrum van het Universitair Medisch Centrum Utrecht.

Dr. H.J. Schers
huisarts te Lent, tevens verbonden aan de vakgroep Huisartsgeneeskunde, Universitair Medisch Centrum St. Radboud Nijmegen.

Dr. P.H.G.M. Soons
medisch psycholoog in het St Annaziekenhuis in Geldrop, tevens als universitair hoofddocent verbonden aan het Departement Medische Psychologie en Neuropsychologie van de Universiteit van Tilburg.

Voorwoord

Met astma sta je niet alleen

Ziek zijn we allemaal wel eens. Maar chronisch ziek is andere koek. In Nederland hebben zo'n 120 000 kinderen astma, en nog eens 300 000 kinderen hebben klachten die erop lijken. Astma is onder kinderen de meest voorkomende chronische ziekte.
Astma is ongeneeslijk. Kinderen met astma hebben deze longziekte voor altijd. Ouders en kinderen leven er dagelijks mee. Gelukkig kan dat heel goed. Want er zijn betere behandelingen dan ooit tevoren, medicijnen zijn effectief en veilig. De meeste kinderen en ouders kunnen normaal meedoen in de maatschappij.

Elke behandeling begint bij de diagnose: die is bij jonge kinderen vaak moeilijk te stellen. Opgroeiende kinderen moeten met hun astma leren omgaan: op school, thuis, bij de sportvereniging, maar ook bij vriendjes en vriendinnetjes, of op vakantie. Ze zijn sneller buiten adem, plotseling benauwd. Hoewel het soms niet mee valt om gelijk op te trekken met leeftijdgenootjes, kunnen veel kinderen en volwassenen met astma evengoed jarenlang klachtenvrij zijn. Klachten komen en gaan. Maar als ze er zijn, dan wil je daar goed mee om gaan.

Veel kinderen met astma, en hun ouders, hebben behoefte aan goede begeleiding. Voor hen is dit boekje bedoeld. Want ouders en kinderen kunnen zelf veel doen. De meeste zorg gebeurt thuis, door vaders, moeders, kinderen zelf. Dat hoeven ze niet in hun eentje te doen. Het is belangrijk om goed samen te werken met behandelaars: van de huisarts tot de kinderlongarts, van de verpleegkundige tot de apotheker.

Die begeleiding moet niet versnipperd zijn, maar juist gebundeld: alle disciplines in de zorg, alle professionals werken samen met ouders en kinderen. Ouders en kinderen weten daardoor waar ze aan toe zijn en kennen hun eigen rol goed. Zij moeten makkelijk terecht kunnen bij de behandelaars, in gesprek, via telefoon, steeds vaker digitaal of via sms.

Lichaam en geest zijn onlosmakelijk met elkaar verbonden, ook bij kinderen met astma. Zij zijn wel eens bang of verdrietig – vaker dan gezonde kinderen. Stress kan bijvoorbeeld klachten verergeren. Begrip is cruciaal, thuis en in de omgeving. Behandelaars kijken dan ook verder dan alleen de fysieke klachten. Ook de psychologische kant is van belang.

Mensen met astma hebben meegewerkt aan de inhoud van dit boekje: zij lazen mee met de auteurs, via het Astma Fonds. Het Astma Fonds werkt hard aan bijvoorbeeld gezonde schoolklassen en rookvrije schoolpleinen, aan het uitwisselen van ervaringen, aan wetenschappelijk onderzoek naar astma bij kinderen. Zo komt het Astma Fonds op voor mensen met astma.

Ik hoop dat veel kinderen met astma en hun ouders dit boek zullen lezen. Het geeft uitgebreide informatie over astma bij kinderen, met antwoorden op veel vragen en uitleg over de ziekte. Daar is behoefte aan. Eenvoudig is het niet, maar met astma kun je goed omgaan. Dit boek helpt ouders en kinderen op weg.

Michael Rutgers, directeur Astma Fonds

Voorwoord van de redactie

Leven met astma bij kinderen is een geslaagd en compleet boek geworden over een van de meest voorkomende chronische aandoeningen bij kinderen. Het bevat informatie over de werking van de luchtwegen en de oorzaken van astma. Daarnaast beschrijven de auteurs welke klachten optreden en wat de impact van de klachten is op het dagelijks leven van de kinderen zelf, hun ouders, en hun broers en zussen. Ook het beloop komt uitvoerig aan bod, evenals de behandeling. Steeds meer komt bij die behandeling zelfmanagement kijken. De behandeling bestaat overigens niet alleen uit medicijnen: leefregels en preventie zijn minstens zo belangrijk geworden!
Leven met astma bij kinderen is geschreven voor een brede doelgroep: allereerst voor ouders van kinderen met astma, maar daarnaast is het uitermate informatief voor mensen die professioneel met deze kinderen te maken hebben: huisartsen, fysiotherapeuten, verpleegkundigen, leerkrachten, groepsbegeleiders, mensen werkzaam in de kinderopvang en vele anderen.
In de ogen van de redactie zijn de auteurs van *Leven met astma bij kinderen* uitstekend geslaagd in hun missie. De huidige stand van de wetenschap maken ze in klare taal toegankelijk voor een breed publiek. Ouders, kinderen, en professionals die met kinderen met astma te maken hebben, zullen zich kunnen herkennen in de vele omschrijvingen en kunnen hun voordeel doen met de talrijke tips en adviezen die in het boek te vinden zijn. Zeker de informatie over zelfmanagement en het omgaan met astma zullen in een dergelijk gecondenseerde en toegankelijke vorm elders niet gemakkelijk gevonden worden.

De redactie hoopt dat het boek zijn weg zal vinden naar al diegenen, voor wie het bedoeld is. De zorg en aandacht voor kinderen met astma zal er beter door worden. Uiteraard stellen wij ons open voor suggesties en opmerkingen van lezers. In ieder geval wensen wij hen veel leesplezier!

De redactie
Houten, najaar 2010

Inhoud

Lijst van auteurs en redacteuren 5
Voorwoord 7
Voorwoord van de redactie 9

1 Wat is astma? 13
1.1 Ziektebeeld, oorzaken, symptomen, anamnese 13
1.2 Geschiedenis van astma 18
1.3 Hoe vaak komt astma voor? 20
1.4 Wat gebeurt er in de luchtwegen bij astma? 21
1.5 Waardoor ontstaat astma en waardoor verergert het? 23
1.6 Relatie met eczeem en hooikoorts 29
1.7 Het normale beloop van astma, de prognose 30
Samenvatting 31

2 Hoe kom ik erachter of mijn kind astma heeft? 32
2.1 Inleiding 32
2.2 Anamnese 34
2.3 Algemeen lichamelijk onderzoek 40
2.4 Allergieonderzoek 40
2.5 Longfunctieonderzoek 41
2.6 Röntgenonderzoek van de longen of van het KNO-gebied 43
2.7 Ander aanvullend onderzoek 44
2.8 Wat kan het anders zijn? 44
Samenvatting 46

3 De behandeling van astma bij kinderen 47
3.1 Inleiding 47
3.2 Leefregels bij de astmabehandeling 49

3.2.1 Beweeg voldoende en voorkom overgewicht 49
3.2.2 Vermijd passief roken 50
3.2.3 Vermijd prikkels die astma kunnen uitlokken 51
3.2.4 Maatregelen zonder effect 54
3.3 De behandeling van astma met medicijnen 54
3.3.1 Effectieve toediening van de medicijnen 55
3.3.2 Astmamedicatie 58
3.3.3 Bijwerkingen 60
3.4 Wat te doen bij een acute benauwdheidsaanval? 61
3.5 Wanneer naar de kinder(long)arts? 63
Samenvatting 64

4 Wat betekent astma voor de omgeving? 66
4.1 Ouders van een kind met astma 66
4.2 Broers en zussen van een kind met astma 70
4.3 De school en een kind met astma 72
4.4 Sporten en hobby's en een kind met astma 78
4.5 Op vakantie met een kind met astma 80
Samenvatting 83

5 Leven met astma 84
5.1 Zelf je ziekte managen 84
5.2 Therapietrouw 90
5.3 Coping 94
5.4 Psychologie en astma 97
5.5 Psychosociale problemen en astma 99
5.6 Contacten met het behandelteam 101
Samenvatting 101

Websites, boeken, referenties 103
Over de auteurs 107
Register 109

HOOFDSTUK 1

Wat is astma?

1.1 Ziektebeeld, oorzaken, symptomen, anamnese

Astma bij kinderen kenmerkt zich door periodes met kortademigheid met een piepende uitademing, die te horen is als meerdere hoge tonen tegelijkertijd. Tijdens deze periodes voelen kinderen zich meestal benauwd en zijn ze duidelijk beperkt in hun inspanningsvermogen. Deze periodes kunnen geleidelijk ontstaan – in de loop van dagen of zelfs weken – of juist vrij snel: binnen enkele uren of zelfs minuten. In dat laatste geval is er sprake van een typische astma-aanval, waarin kinderen in korte tijd flink kortademig kunnen worden.

Symptomen
Het centrale kenmerk van de meeste kinderen met astma is de prikkelbaarheid van de luchtwegen. Bij astma zijn de luchtwegen abnormaal gevoelig voor allerlei prikkels en zijn ze eigenlijk voortdurend ontstoken. Het gaat hier dan om een ontsteking die aanwezig is zonder dat daarbij een micro-organisme (bacterie of virus) betrokken hoeft te zijn. De ontsteking ontstaat door de prikkels en gaat gepaard met zwelling van het slijmvlies van de

luchtwegen, met aanmaak van slijm in de luchtwegen en met aanspannen van de spiertjes rondom de luchtwegen. Dat zijn de drie factoren die in korte tijd kunnen leiden tot een flinke vernauwing van de luchtwegen en daardoor een verminderde doorgankelijkheid ervan. Dit veroorzaakt een belemmering van het ademhalen. Ademhalen onder deze omstandigheden kost erg veel energie en kan leiden tot chronische vermoeidheid. Als een kind erg jong is en/of de belemmering is heel ernstig, kan dit zelfs leiden tot uitputting.

Oorzaken
Er kunnen prikkels in de omgeving zijn die bij kinderen zonder astma geen problemen veroorzaken, maar die bij kinderen met astma juist leiden tot de typische klachten van piepen en kortademigheid.
Er wordt een onderscheid gemaakt tussen specifieke en de aspecifieke luchtwegprikkelbaarheid.

Specifieke luchtwegprikkelbaarheid
Hiervan spreken we als de luchtwegen van kinderen overmatig reageren op zogenaamde *specifieke* prikkels uit de omgeving. Deze allergenen (stoffen waarvoor je allergisch kunt worden) zijn op zich onschuldige prikkels, maar bij sommige kinderen leiden ze tot een overdreven reactie van het lichaam (een allergische reactie). Een allergische reactie is een soort aan-uitfenomeen, het treedt op of het treedt niet op. Bekende prikkels die leiden tot een allergische reactie zijn bijvoorbeeld: huisstofmijt, schilfers van kattenhuid, graspollen, boompollen, kruidpollen en schimmelsporen. Vooral het inademen van deze allergenen, maar soms ook het contact via de slijmvliezen van de mond, neus of ogen, kan bij kinderen met astma leiden tot een allergische reactie en vervolgens tot piepen en kortademigheid.

Aspecifieke luchtwegprikkelbaarheid

Aspecifieke prikkels zijn prikkels waarvoor iedereen wel enigszins gevoelig is, maar waarvoor patiënten met astma overmatig gevoelig zijn. Het zijn stoffen die door inhaleren kortademigheid kunnen veroorzaken. Een kind met astma reageert dan met kortademigheid bij een veel lagere blootstelling dan een gezond kind. Voorbeelden van dergelijke prikkels zijn: mist, droge lucht, luchtvervuiling (inclusief passief roken, bakluchtjes, parfumluchtjes, chloorwaterdamp) en virale luchtweginfecties.

Beloop

Astma is een chronische ziekte. Dat betekent dat het niet na een paar maanden over is, maar dat het jaren actief kan zijn. Het beloop van astma kan sterk wisselen, zodat er periodes kunnen zijn met nauwelijks verschijnselen, afgewisseld met periodes met meer verschijnselen. De ernst van astma kan heel duidelijk wisselen binnen hetzelfde kind, maar ook tussen kinderen kunnen er grote verschillen zijn in de frequentie en ernst van het astma. Tussen de periodes met benauwdheid kunnen de verschijnselen helemaal ontbreken. Er is dan vaak helemaal niets te merken aan het kind met astma. Dat maakt het ook soms zo lastig om astma vast te stellen.

Niet bij elk kind met astma zijn de symptomen zo typisch als hierboven beschreven. Soms is er vooral sprake van (nachtelijk) hoesten, en soms zijn kinderen niet duidelijk kortademig, maar vooral moe en 'niet vooruit te branden'. Dit hangt vaak samen met de leeftijd. Vooral bij kinderen jonger dan zes jaar zijn de symptomen van astma minder typisch: de aandoening is dan moeilijk met zekerheid vast te stellen. Deze jonge kinderen hebben vooral last van 'vol zitten' en hoesten, en lang niet altijd van een piepende ademhaling. De verbetering op astmamedicatie is op deze leeftijd soms heel gering. Bij oudere kinderen daarentegen is de ademhaling tijdens klachten vaak duidelijk piepend en blijft de fysieke conditie achter. Deze kinderen kunnen in de goede periodes ook compleet zonder klachten zijn.

De mate waarin astma klachten geeft, kan dus erg variëren tussen kinderen en dat is onder andere afhankelijk van de leeftijd. Maar ook binnen een en hetzelfde kind kunnen de verschijnselen van astma sterk variëren, onder andere door seizoenswisselingen.

Wanneer spreek je van kortademigheid of benauwdheid door astma?
Het is soms moeilijk te beoordelen of een kind kortademig of benauwd is, en het kind kan het soms ook niet herkennen of niet goed benoemen. Met kortademigheid wordt bedoeld dat het abnormaal veel energie kost om in en vooral uit te ademen. Bij serieuze kortademigheid kun je dat zien aan het kind door 'intrekkingen' in de hals of tussen de ribben, neusvleugelen en door het gebruik van extra hulpademhalingsspieren (waardoor bijvoorbeeld de schouders hoog gaan staan en de ribbenkast extra veel lucht kan bevatten). Als de kortademigheid ernstiger is, is ook zonder stethoscoop te horen dat de uitademing een piepend geluid maakt en langer duurt dan anders. Als je zo naar een kind kijkt, is het verschil met hijgen gemakkelijk te maken: na inspanning kan een kind hijgen, maar als ademen snel en gemakkelijk plaatsvindt zonder extra moeite, is er geen sprake van kortademigheid. Hyperventilatie ('te veel ademen') komt ook bij kinderen voor, en zeker ook bij kinderen met astma. Door hyperventilatie daalt het koolzuurgehalte in het bloed en dat veroorzaakt onaangename gevoelens zoals angst of paniek, kramp op de borst, tintelingen in de vingers en rond de mond, snelle hartslag, duizeligheid, vlekken voor de ogen. Dit wordt dan vaak ervaren als benauwdheid, maar heeft een heel andere oorzaak dan bij astma. Bij hyperventilatie

wordt er eigenlijk op een onhandige en overbodige manier te diep of te vaak geademd. Een aanval van hyperventilatie gaat vanzelf over en is niet gevaarlijk, maar wel heel lastig. Kinderen kunnen er zeer angstig van worden en ouders zeer bezorgd. Om hyperventilatie goed vast te stellen is beoordeling nodig van de activiteit van de ademhalingsspieren en dat kan goed door een getrainde professional of ervaren ouder. Hyperventilatie is een vorm van ademhalingsontregeling (zie ook paragraaf 2.8).

Door kramp in de keel is er soms ook sprake van een hoorbare ademhaling, zodat het wel heel moeilijk kan zijn om het verschil te bemerken met een astma-aanval.

Ook door een verstopte neus kan een kind het gevoel van benauwdheid hebben. Dat gevoel is dan natuurlijk weg bij mondademhaling, en past dan niet bij kortademigheid door astma. De neus kan natuurlijk wel verstopt zijn door een allergie, zoals bij hooikoorts.

Bij een typische astma-aanval is er sprake van forse benauwdheid/ kortademigheid, is de ademhaling piepend, kunnen kinderen geen lange zinnen maken, maar spreken ze met horten en stoten en in korte zinnen. Je ziet dan vaak ook dat ze ademen met gebruik van hulpademhalingsspieren (de spieren die je normaal niet gebruikt bij de ademhaling: spieren die de ribben en schouders opheffen en spiertjes die je neusgaten groter maken, neusvleugelen).

Anamnese
Het kind met astma kan tijdens het bezoek aan de huisarts of kinderarts geheel klachtenvrij zijn. De arts moet dan afgaan op het verslag van ouder(s) en, zo mogelijk, van het kind. Dit is de anamnese: de combinatie van voorgeschiedenis, het algemene beloop van de gezondheid van het kind en het in detail uitgevraagde beloop van de gezondheid van de longen en luchtwegen.

Meestal kan de diagnose astma bij kinderen vanaf circa zes jaar gesteld worden op basis van de anamnese, het beloop, en aanvullend longfunctieonderzoek. Bij jongere kinderen is het vaak moeilijker (zie verder). Het is dan voor de arts soms heel informatief wanneer de ouders de typische symptomen van het kind gefilmd hebben, met bijvoorbeeld de mobiele telefoon.

1.2 Geschiedenis van astma

Er wordt wel eens gedacht dat Astma een welvaartziekte is, maar dat is niet zo.
Het woord 'astma' werd voor het eerst gebruikt door Homeros in zijn Ilias (800 v.Chr.). Het woord is een afgeleide van het Griekse αάζειν (aazein) dat *uitademen met open mond of hijgen* betekent. Hippocrates beschreef 400 jaar later astma voor de symptomen van benauwdheid en hijgen. Het is echter onduidelijk of hij het had over een ziekte dan wel een symptoom.
Astma is al duizenden jaren geleden beschreven door de Chinezen, Arabieren en Grieken. Men was er al vroeg achter dat astma vaak voorkomt en dat astma zich zeer wisselend en grillig kan gedragen. Eeuwen geleden inhaleerden de Chinezen al luchtwegverwijdende stoffen afkomstig van efedrinebevattende kruiden, gebruikten acupunctuur en meditatie. Later bleek inderdaad dat in sommige van die kruiden – zoals thee – ook echt stoffen zitten die de luchtwegen kunnen verwijden en op die manier de kortademigheid effectief bestrijden. Het oude medicijn theophylline is afkomstig uit die kruiden. Bij de Egyptenaren werd astma behandeld met een kruidenmix verhit op steen, en de zieke moest de dampen inhaleren.
De Arabieren en Grieken hadden al duidelijke adviezen over leefregels.

De Spaanse rabbijn en filosoof Maimonides, hofarts van Saladin (de sultan van Egypte en Syrië), schreef in 1190 een verhandeling over astma voor zijn patiënt, prins Al-Afdal. Zijn behandeling bestond uit een verandering van klimaat, waarbij het Egyptische klimaat gunstig zou zijn, matiging in eten, drank en seksuele betrekkingen en specifiek ook kippensoep. Hij schreef dat astma vooral behandeld moest worden op basis van de symptomen, en dat de behandeling van astma niet voor alle patiënten precies hetzelfde hoeft te zijn. In feite is dat nog steeds zo.
In de middeleeuwen waren er artsen die ervan overtuigd waren dat je beter niet op oude matrassen kon gaan slapen en dat verhuizen naar het hooggebergte voor sommige mensen een goede maatregel was. Ook dat advies is voor sommige patiënten met astma nog steeds een waardevolle tip en behandeling: als het met de moderne medicijnen niet lukt om goede astmacontrole te krijgen, kunnen kinderen met ernstige huisstofmijtallergie tijdens een verblijf op 1500 meter hoogte (bijvoorbeeld in het astmacentrum Davos) duidelijk lichamelijk en geestelijk herstellen, en krijgen zo een kans om achterstand op school in te halen. Jean Baptiste van Helmont, een Belgische arts uit de zestiende eeuw, schreef dat astma zijn oorsprong had in de luchtwegen. Hij zag astma als een vorm van epilepsie van de longen.

In de negentiende en twintigste eeuw werd nog door gedragswetenschappers vol overtuiging verkondigd dat astma een psychische of psychosomatische aandoening was. Het heeft nog lang geduurd voordat algemeen werd geaccepteerd dat astma ontstaat door een ontsteking van de luchtwegen, die deels erfelijk is bepaald, en voor een belangrijk deel wordt beïnvloed door omgevingsfactoren. Natuurlijk spelen stress en emoties soms een belangrijke rol bij het verergeren van astmatische klachten, maar zij zijn niet de oorzaak van het ontstaan van astma.

Het heeft lang geduurd voordat medicijnen tegen astma effectief en veilig waren. Aan het begin van de twintigste eeuw begon men met het gebruik van luchtwegverwijders. Nadat men ontdekte dat er bij astma een ontstekingscomponent aanwezig was, werden ontstekingsremmers aan de behandeling toegevoegd.

Deze medicijnen konden toen alleen toegediend worden in de vorm van tabletten of drank, of via injecties. Het grote nadeel daarbij was dat het hele lichaam blootgesteld werd aan het medicijn, dat in een vrij hoge dosis toegediend moest worden, met vervelende bijwerkingen.

In de jaren zeventig van de vorige eeuw kwam de inhalatiemedicatie voor astma (luchtwegverwijders en ontstekingsremmers) op de markt en kon voor het eerst effectieve medicatie met een lage dosis, specifiek aan de long worden toegediend. Hierdoor zijn de bijwerkingen enorm afgenomen en bij een normale dosering zeldzaam geworden.

1.3 Hoe vaak komt astma voor?

Astma is de meest voorkomende chronische aandoening op de kinderleeftijd. Astma en allergie komen meer voor dan enkele decennia geleden, maar het is onbekend waardoor. In Europa komt astma bij ruim 5,5 miljoen kinderen onder de vijftien jaar voor. Hoe vaak astma bij kinderen voorkomt, varieert van land tot land en loopt uiteen van vijf tot negentien procent van de kinderen. In Nederland heeft tussen de vijf en tien procent van de kinderen last van astma. In elke schoolklas zitten dus wel een paar kinderen met astma.

1.4 Wat gebeurt er in de luchtwegen bij astma?

Bij astma is sprake van een ontsteking van de luchtwegen. Dit is in principe een steriele ontsteking (ontsteking zonder virussen of bacteriën), een soort chronische irritatie van de luchtwegen. Daardoor is het slijmvlies van de luchtweg extra kwetsbaar en zijn de luchtwegen extra prikkelbaar. Prikkelbare luchtwegen reageren snel met samentrekken van de spiercellen die zich rondom die luchtwegen bevinden. Bovendien raakt het slijmvlies van de luchtwegen gezwollen door de ontsteking. Door die twee processen (samentrekken van de luchtwegspiertjes en zwellen van het slijmvlies) wordt de doorgankelijkheid van de luchtwegen sterk verminderd, en dit kan vrij snel gaan. Bovendien kan de slijmproductie van het slijmvlies van de luchtwegen toenemen, wat nog extra belemmerend kan werken. Prikkels, die bij gezonde kinderen niet meteen leiden tot kortademigheid, kunnen bij het kind met astma leiden tot forse benauwdheid. Met name een combinatie van prikkels kan leiden tot hardnekkige of ernstige symptomen. Hieronder worden enkele voorbeelden gegeven van vervelende combinaties.

Combinatie van virale infectie en andere prikkels
Het is heel normaal dat kinderen in de herfst en winter meerdere luchtweginfecties doormaken. In Nederland is het niet ongewoon wanneer kleuters en peuters vijf tot tien luchtweginfecties per jaar doormaken, zeker wanneer ze ook nog op een dagverblijf zitten. Dit zijn bijna altijd virusinfecties. Een virale luchtweginfectie veroorzaakt tijdelijke schade aan het slijmvlies van de luchtweg en daardoor nemen de luchtwegprikkelbaarheid en de astmasymptomen bij kinderen met astma in die periode toe. In de herfst en winter hebben kinderen met astma regelmatig klachten,

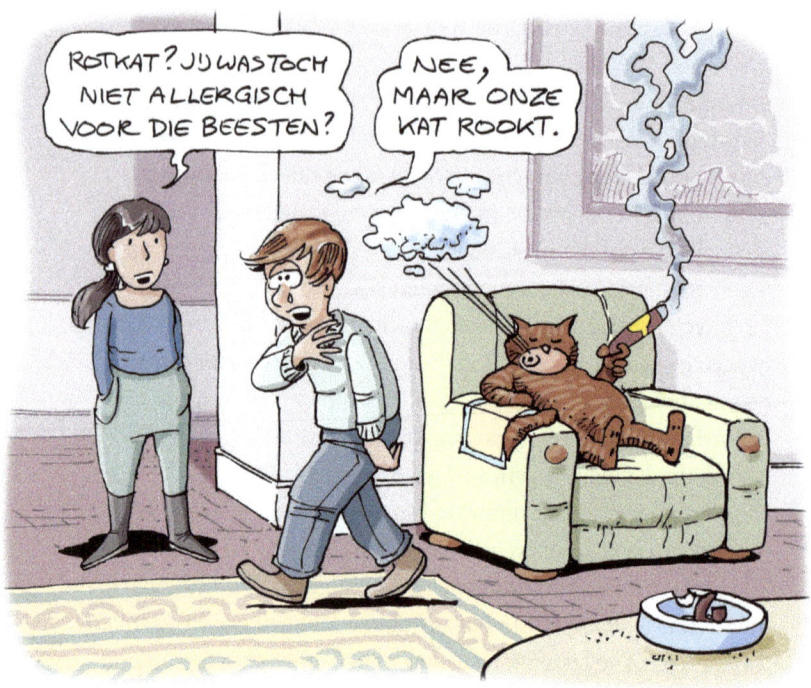

en dat is goed te verklaren door die luchtweginfecties: de ene infectie volgt de ander op en het slijmvlies van de luchtweg krijgt onvoldoende gelegenheid tot herstel. Prikkels die dan extra last veroorzaken zijn bijvoorbeeld: allergenen zoals huisstofmijt of kat en sigarettenrook. De gewone verkoudheidsvirussen leiden eigenlijk tot meer astmaklachten dan de typische griepvirussen.

Combinatie van luchtvervuiling en allergenen
De luchtvervuiling (binnen en buiten het huis, inclusief sigarettenrook) bestaat uit zeer veel stoffen. De deeltjes die het kleinst zijn (fijnstof), komen diep in de long terecht. Allergenen zoals gras-

pollen hechten gemakkelijk aan dergelijke deeltjes. Dat betekent een dubbele belasting voor de long van het kind met astma. De kleine fijnstofdeeltjes zorgen voor een luchtwegreactie met slijmvorming en soms met vernauwing, terwijl de allergenen voor een langdurige vernauwing kunnen zorgen. Dit verklaart waarom smog en sigarettenrook in de hooikoortsperiode extra veel klachten kunnen veroorzaken.

1.5 Waardoor ontstaat astma en waardoor verergert het?

Een aantal factoren bepaalt of astma zich ontwikkelt en of astma-verschijnselen erger worden. Zoals meestal zijn ze onder te verdelen in erfelijke aanleg ('het zit in de familie') en omgevingsfactoren.

Erfelijkheid
Aanleg voor astma, allergie en/of eczeem is voor een groot deel erfelijk bepaald. Kinderen zonder allergische ouders kunnen ook een allergie of astma ontwikkelen, maar kinderen met twee allergische ouders hebben een sterk verhoogd risico om ook een allergie of astma te krijgen. Er wordt onderzoek gedaan naar een vaccin tegen astma, maar echte preventie van astma is nog niet mogelijk.

Lage longfunctie
Als kinderen een longfunctie hebben onder de gemiddelde waarde, hebben ze bij blootstelling aan prikkels sneller en meer last van kortademigheid dan kinderen met een betere longfunctie.
De longfunctie is natuurlijk afhankelijk van de leeftijd en het geslacht van het kind en de grootte van de longen, die ook mede erfelijk is bepaald. Wanneer de moeder tijdens de zwangerschap heeft gerookt, heeft dat belangrijke invloed op de gezondheid van

het kind, onder andere op de ontwikkeling van de longen en de luchtwegen. Deze kinderen worden geboren met een lagere longfunctie, die waarschijnlijk het hele leven verlaagd blijft.
Het geslacht is een andere factor. Jongens hebben op jonge leeftijd (tot de puberteit) een duidelijk lagere longfunctie dan meisjes. Dat is in het nadeel, en het blijkt ook dat jongens in de eerste tien jaar ook vaker in het ziekenhuis moeten worden opgenomen vanwege luchtwegproblemen dan meisjes. Na de puberteit verandert dat: de longfunctie van jongens tijdens en na de puberteit is beter dan die van meisjes van dezelfde leeftijd en ernstig astma komt na de puberteit meer voor bij vrouwen dan bij mannen.

Allergische prikkels
Stoffen in de voeding of in de lucht waarvoor je allergisch kunt worden, worden allergenen genoemd. Een allergie kan beschouwd worden als een overdreven reactie van het immuunsysteem (de afweer) op een prikkel die eigenlijk niet bedreigend of schadelijk is. Hooikoorts is een voorbeeld van allergie, vooral gericht tegen pollen van grassen, kruiden en bomen. De allergische reacties hebben in dit geval een duidelijk seizoensgebonden patroon. Hooikoorts heeft dus niets met hooi te maken en gaat ook niet gepaard met koorts. Vooral bloeiende grassen, bomen en kruidachtige planten veroorzaken hooikoorts. Bomen produceren van januari tot mei stuifmeel. Grassen bloeien vooral vanaf half mei tot en met juli. Kruiden, waarvan vooral bijvoet en brandnetel klachten geven, in augustus.
Een allergie die de laatste jaren vaker voorkomt, is die tegen ambrosia. De plant produceert een groot aantal pollen die sterk allergische klachten kunnen veroorzaken. Ambrosia komt oorspronkelijk uit Noord-Amerika (ragweed) maar heeft zich sterk uitgebreid over de hele wereld. Door de klimaatverandering

in Nederland wordt ambrosia de laatste jaren in het hele land aangetroffen. Ambrosiazaden kunnen zich op verschillende manieren verspreiden. Ze komen ons land onder andere binnen via de zaadmengsels in vogelvoer. De pollen kunnen zeer grote afstanden door de lucht afleggen, waardoor in Nederland ook pollen kunnen voorkomen die afkomstig zijn uit het buitenland. Ambrosia is moeilijk te bestrijden doordat de planten veel zaden produceren die tot veertig jaar kiemkrachtig blijven. Als er geen effectieve preventieve maatregelen worden getroffen tegen de verspreiding van ambrosia, is de kans groot dat we de komende decennia grote hoeveelheden pollen in de lucht zullen hebben. Dat is voor kinderen en volwassenen met een allergische aanleg geen goed nieuws. Naar verwachting tien tot twintig procent van de Nederlandse bevolking kan gezondheidsklachten ontwikkelen na blootstelling aan ambrosiapollen.

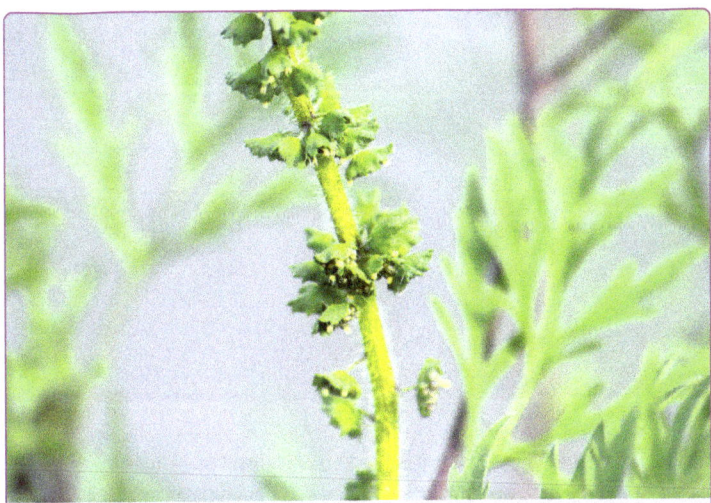

Figuur 1.1 Ambrosia (foto: Arnold van Vliet: Natuurkalender.nl)

Schimmels groeien het hele jaar en zijn aanwezig in de natuur maar ook in woningen. Enkele schimmels groeien vooral ook in juli, augustus en september. Schimmels kunnen bijna overal groeien waar het enigszins warm en vochtig is.

De huisstofmijt is in Nederland het belangrijkste inhalatieallergeen en een belangrijke oorzaak van allergisch astma. Huisstofmijtallergie ontstaat door contact (inademing) van afvalproducten van deze diertjes. In elke woning kan huisstofmijt voorkomen, met als favoriete plaatsen de bedden, de slaapkamer, stoffen gordijnen, vloerbekleding en andere plaatsten die moeilijk stofvrij te maken zijn. Een vochtige, warme en niet optimaal geventileerde ruimte, zoals in de meeste goed geïsoleerde huizen, is gunstig voor de groei en vermeerdering van huisstofmijt. Het zorgvuldig saneren van de

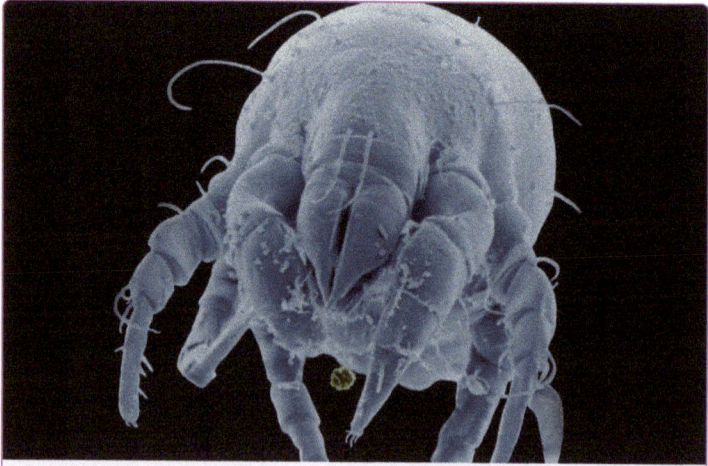

Figuur 1.2 Digitaal bewerkte SEM-opname van een etende huisstofmijt, schuin van voren gezien. Achteraan is een uitwerpsel (geelbruin) te zien (bron: Het Allergieboek, J.W.M. Derksen e.a., Bohn Stafleu van Loghum 2010)

woning is de belangrijkste preventieve maatregel (zie hoofdstuk 3). Het blijkt dat de scholen in Nederland veelal gladde vloeren hebben, die misschien niet altijd even schoon zijn, maar waarop de hoeveelheid huisstofmijt meestal wel meevalt.

Weersomstandigheden hebben invloed op de pollenconcentraties in de lucht. Ook de wintertemperaturen en het moment waarop de lente merkbaar wordt, hebben invloed op de start van de bloei van de gewassen. Hitte, droogte en wind verhogen de kans op allergische reacties. Bij regen worden de pollen uit de lucht gewassen, waardoor de kans op klachten kleiner wordt. Er zijn verschillende websites die aangeven hoe het pollenweerbericht is en wat de verwachtingen zijn, bijvoorbeeld www.pollennieuws.nl.
De lichaamsreactie die optreedt bij een allergie, is soms schadelijk omdat er een ontstekingsreactie op kan volgen, met schade aan het eigen weefsel. Of iemand een allergie ontwikkelt voor bijvoorbeeld koemelkeiwit of huisstofmijt, is niet te voorspellen. Het is wel duidelijk dat de kans om een allergie te ontwikkelen groter is wanneer die erfelijke aanleg in de familie zit. De rol van borstvoeding als preventiemiddel tegen allergie is nog niet helemaal duidelijk. Onderzoek suggereert dat het zin heeft om bij kinderen met (zeer) allergische ouders (risicokinderen) zo lang mogelijk (6-12 maanden) borstvoeding te geven. Daarmee lijkt de kans op ontwikkeling van allergie wel iets minder te worden, hoewel de kans om astma te ontwikkelen er niet minder door wordt. Het is niet overtuigend aangetoond dat een allergeenarm dieet tijdens de zwangerschap kan helpen om het ontwikkelen van allergische reacties bij de baby te voorkomen. Echter, wanneer bij risicokinderen vanaf de geboorte de blootstelling met allergenen heel strikt wordt vermeden, resulteert dat niet zonder meer in een gunstiger beloop. Er zijn zelfs onderzoeken die suggereren dat de allergie dan heftiger

wordt. Het zou dus kunnen zijn dat er in het contact van het lichaam met de buitenwereld (via huid, longen of darmen) een soort evenwicht moet bestaan: contact met allergenen is nodig om een soort tolerantie te ontwikkelen, maar kan ook leiden tot allergie. Het lijkt waarschijnlijk dat voor een gunstig beloop de timing van groot belang is: de fase in de ontwikkeling van het immuunsysteem bepaalt misschien wel of het lichaam een allergeen wel of niet accepteert en er wel of niet een allergie voor ontwikkelt. Het is een zeer complex geheel, dat ook nog beïnvloed kan worden door de contacten die het lichaam heeft met andere prikkels, zoals virusinfecties of luchtvervuiling.

Niet-allergische prikkels
Vermoedelijk spelen gewone virusinfecties een belangrijke rol in het wel of niet ontwikkelen van astma. In de normale ontwikkeling van het immuunsysteem wordt een soort geheugen opgebouwd voor de verschillende prikkels. Het tijdstip van de prikkelblootstelling is daarin een belangrijke factor. Hoe het precies werkt, is nog niet bekend.
Er is wel gedacht dat virusinfecties beschermen tegen het ontwikkelen van astma, omdat het eerstgeboren kind vaker astma heeft dan zijn broertjes en zusjes, en omdat kinderen die op jonge leeftijd naar het dagverblijf gaan, minder vaak astma hebben.
Ook bleek dat kinderen in het voormalige Oost-Duitsland (met meer blootstelling aan luchtvervuiling) weliswaar vaker bronchitis hadden dan de kinderen in het voormalige West-Duitsland, maar minder vaak astma. Na de val van de Berlijnse Muur is het oosten van Duitsland welvarender geworden en is binnen het tijdsbestek van één generatie het percentage kinderen met astma ongeveer gelijk aan dat in het westelijke deel van Duitsland.

Onderzoekers concludeerden hieruit dat de omgeving voor een heel belangrijk deel bepaalt of een kind astma krijgt en lanceerden de hygiënehypothese. Deze zegt dat astma als het ware een welvaartziekte is, omdat astma veel meer voorkomt in de westerse wereld, waar kinderen opgroeien met relatief weinig infecties, een schonere omgeving, vaccinaties en goede voeding in vergelijking met de rest van de wereld. Het is inmiddels echter gebleken dat bezoek aan crèche of peuterspeelzaal niet beschermt tegen het ontwikkelen van astma op de leeftijd van acht jaar. Het is dus maar zeer de vraag of de hygiënehypothese klopt.

1.6 Relatie met eczeem en hooikoorts

Er is een verband tussen het hebben van astma, eczeem en hooikoorts. Het klassieke patroon is eigenlijk het volgende plaatje: het kind heeft als baby de eerste levensjaren eczeem, heeft veel last van benauwdheid bij verkoudheden, wordt soms ook (tijdelijk) allergisch voor koemelkeiwit en krijgt als kleuter of schoolkind ook hooikoorts en (allergisch) astma. In de praktijk ligt het vaak ingewikkelder: niet alle kinderen met eczeem zullen ook astma krijgen, en andersom zullen lang niet alle kinderen met astma vroeger ook eczeem en/of koemelkeiwitallergie hebben gehad.
Het is duidelijk dat er een verband bestaat tussen eczeem, hooikoorts en allergisch astma, maar er zijn ook aanzienlijk veel kinderen met astma bij wie een allergie niet aantoonbaar is. Bovendien kunnen onderzoeken soms wel aangeven dat het kind antistoffen maakt tegen een allergeen, maar dat betekent niet in 100% van de gevallen dat het kind ook last heeft van dat allergeen. Bij een voedselallergie die voorbij is, kunnen bij het kind in het bloed nog wel antistoffen aanwezig zijn, maar die hebben dan geen betekenis meer voor de

praktijk. Bij kinderen die zowel hooikoorts als allergisch astma hebben, is wel duidelijk dat de hooikoorts het astma beïnvloedt en dat goed behandelen van de hooikoorts een stabiliserende werking heeft op het astma.

1.7 Het normale beloop van astma, de prognose

Astma is een chronische ziekte. Dat betekent dat de ziekte langere tijd voor symptomen of problemen kan zorgen. In de loop van de jaren kunnen de symptomen wel duidelijk in ernst veranderen.
Bij de meerderheid van de kinderen nemen de symptomen in of na de puberteit duidelijk in ernst af en lijkt het ook goed te gaan met minder of geen medicatie. Echter, uit onderzoek blijkt dat de ziekte niet verdwijnt en dat de luchtwegsymptomen op latere leeftijd wel weer terug kunnen komen. Het is niet mogelijk om met zekerheid te zeggen bij welke kinderen de astmasymptomen terug zullen komen of aanwezig zullen blijven. Meestal zijn de klachten het hardnekkigst bij de kinderen die heel jong al ernstige klachten hadden in combinatie met ernstig eczeem en/of ernstige allergie.
We weten uit onderzoek dat de longfunctie bij volwassenen met astma duidelijk verlaagd is in vergelijking met die van gezonde volwassenen en dat die ook sneller achteruit gaat met de leeftijd dan bij gezonden. Daarnaast zijn er in de luchtwegen van volwassenen met astma veranderingen (littekens) opgetreden die verklaard worden door een continue en langdurige ontsteking.
De laatste decennia is de behandeling van astma belangrijk verbeterd en juist gericht tegen die ontsteking. Het is dus de vraag of bij de volwassenen van nu, die als kind een betere behandeling gehad hebben, de longfunctie nog steeds zo duidelijk verlaagd is en harder achteruitgaat met de leeftijd. Algemeen wordt gedacht dat

de prognose voor de kinderen met astma die nu opgroeien, verbeterd is en dat het verlies van de longfunctie en de aanwezigheid van die littekens veel minder zal zijn.

De vooruitzichten voor de toekomst zijn eigenlijk nog gunstiger omdat de kwaliteit van de (inhalatie)medicatie inmiddels verder is verbeterd.

Samenvatting

Astma is de meest voorkomende chronische aandoening bij kinderen. De prikkelbaarheid van de luchtwegen is het belangrijkste kenmerk. Door veel verschillende prikkels (zoals allergenen) kunnen de symptomen ontstaan of verergeren. Heel vaak gaat astma gepaard met allergie en soms ook met eczeem. We weten inmiddels vrij goed waardoor de klachten ontstaan, en dat is kort in dit hoofdstuk samengevat. Het is voor een kind met astma en zijn/haar ouders belangrijk om de oorzaken van de klachten te begrijpen en te herkennen, met andere woorden om enige basiskennis te hebben over astma. Dan kunnen ze sneller herkennen dat het mis gaat of minder goed gaat en kunnen ze sneller maatregelen treffen om de astmaverschijnselen weer onder controle te krijgen.

HOOFDSTUK 2
Hoe kom ik erachter of mijn kind astma heeft?

2.1 Inleiding

Het is soms heel moeilijk te beoordelen waardoor een kind kortademig is. Kortademigheid kan ontstaan door een aantal oorzaken. De belangrijkste oorzaken zijn infecties van het keel-neus-oorgebied (met verstopte neuzen), ondersteluchtweginfecties, astma, of de combinatie van astma met een infectie. Andere oorzaken zijn zeldzamer en worden verderop in dit hoofdstuk besproken.

Een ondersteluchtweginfectie kenmerkt zich door een periode met hoesten en vol zitten, met hoorbaar slijm: dit is het beeld van een bronchitis. Vaak is er daarvoor, of tegelijkertijd, ook een neusverkoudheid. Meestal zijn de kinderen daarbij niet zeer ziek en koorts is vaak afwezig. Bij een minderheid van die kinderen is er sprake van koorts en duidelijk ziek zijn; dan kan een longontsteking spelen. Een normale luchtweginfectie duurt meestal 1-2 weken en dan zijn de verschijnselen wel over.

Luchtweginfecties zijn normaal op de kinderleeftijd. In het Nederlandse klimaat komen virusinfecties in herfst en winter vaak voor: het is vrij gebruikelijk dat een peuter vijf tot tien onderste-luchtweginfecties per jaar doormaakt. Dit is zeker het geval wanneer er veel contact bestaat met andere kinderen, zoals op een kinderdagverblijf of peuterspeelzaal. Voordat het kind is hersteld van de ene verkoudheid, kan de volgende infectie zich al aandienen. Met de leeftijd neemt de frequentie van die infecties duidelijk af. Wanneer een peuter vijf tot tien infecties doormaakt zonder daarvan veel last te hebben, is het niet zonder meer nodig om de huisarts te raadplegen.

Regelmatige blootstelling aan sigarettenrook kan ook leiden tot hoesten en benauwdheid: passief roken leidt tot ontstekingsreacties en heeft een negatief effect op de afweer, zodat infecties makkelijker tot meer problemen leiden. Hoe jonger het kind, hoe meer last het zal hebben van passief roken.

Eenmaal op de lagere school komen de luchtweginfecties duidelijk minder vaak voor en hebben de kinderen er ook minder last van.

Wanneer naar de huisarts?

Het wordt wat anders wanneer een verkoudheid relatief lang duurt (langer dan twee weken), gepaard gaat met ernstige benauwdheid, wanneer benauwdheden optreden in de zomer, de verschijnselen met het stijgen van de leeftijd niet duidelijk minder worden, of wanneer periodes van benauwdheid optreden zonder verkoudheid. In deze gevallen moet gedacht worden aan astma en is een bezoek aan de huisarts aan te raden. Ook als het kind piepend ademhaalt, vaak en lang hoest of 's nachts wel eens kortademig is, is dat voldoende reden om naar de huisarts te gaan. Als het kind ernstig benauwd is en dit is voor het eerst, of als de medicijnen niet helpen, dan is het zaak dat het kind zo snel mogelijk bij een huisarts of in het ziekenhuis komt. Er moet dan niet gewacht worden op de eigen arts als dat nog uren duurt. Bij ernstige benauwdheid moet snel gehandeld worden.

De huisarts neemt vervolgens de anamnese af en verricht lichamelijk onderzoek. Eventueel volgt daarna aanvullend onderzoek.

2.2 Anamnese

Het eerste en belangrijkste wat de huisarts doet, is het nauwkeurig en gedetailleerd afnemen van de anamnese: het optekenen van het hele verhaal. Veel informatie uit de voorgeschiedenis, inclusief de zwangerschap, geboorte en eerste levensmaanden, kan relevant zijn in het licht van de huidige situatie. Andere belangrijke informatie is die over: de blootstellingen aan sigarettenrook, allergenen (huisdieren, vochtplekken, pollen, huisstofmijt), de behuizing, inrichting van woning en slaapkamer enzovoort.

En natuurlijk is ook van belang of er sprake is of was van eczeem bij het kind, of er voedselallergieën bekend zijn en of astma, allergie of eczeem in de familie zit. Omdat astma juist typisch een aandoening is die zeer varieert in de loop van de tijd, en kinderen soms helemaal zonder klachten en zonder symptomen zijn, is de anamnese extra belangrijk.

Het is heel belangrijk dat de arts te weten komt wanneer het kind last heeft van hoesten, piepen of kortademigheid: op welk moment van de dag en de week, in welk seizoen, op welke plekken hij dan geweest is (thuis, bij de kinderopvang of na contact met dieren), of hij medicijnen heeft gebruikt, hoe hij zich dan gedraagt en hoe zijn conditie verder is. De arts heeft die informatie nodig om de klachten beter te kunnen beoordelen en de behandeling daarop af te stemmen. Het kan handig zijn om de ervaringen en observaties bij te houden in een soort dagboekje.

Het is voor ouders en niet-medici soms moeilijk om precies te benoemen wat de verschijnselen zijn, want het vereist training en ervaring om verschijnselen goed waar te nemen en te duiden. Voorbeeld: Wanneer de arts vraagt of er wel eens sprake is van een piepende ademhaling, wordt dat soms verkeerd begrepen. De arts bedoelt of er bij de uitademing geluid hoorbaar is dat bestaat uit verschillende toonhoogten, met ook hoge tonen daarbij. Ouders kunnen denken dat elke hoorbare ademhaling of 'reutelen' door overmatig slijm, ook piepen genoemd moet worden.

Een ander voorbeeld: Ook het begrip 'benauwdheid' veroorzaakt soms verwarring. Soms wordt benauwdheid ervaren door een verstopte neus, door angst (bij hyperventilatie) of door hijgen na inspanning. Dit soort sensaties of emoties hoeven helemaal niets te maken te hebben met astma. Bij astma moet onder benauwdheid worden verstaan dat het moeilijk is (veel energie kost) om (door de mond) te ademen. Bij astma is vooral het uitademen het probleem. Een kind kan een bemoeilijkte ademhaling hebben (waarbij het duidelijk extra energie gebruikt), zonder zich daar bewust van te zijn of er zichtbaar 'last' van te hebben. Dat is toch een vorm van kortademigheid, terwijl het kind niet bewust het gevoel van benauwdheid heeft.

Een echte kortademigheid die alleen bij de inademing aanwezig is, en niet bij de uitademing, is geen astma. Dat kan dan bijvoorbeeld ontstaan door pseudokroep, een ontsteking net onder de stembanden, gepaard gaande met heesheid.

Vaak is de klacht goed uit te leggen aan de arts, maar als dat gewoon niet lukt, kan het nuttig zijn om de huisarts of kinderarts te bezoeken op het moment van de typische klachten, of een video-opname te maken van het kind tijdens de typische verschijnselen. Het blijkt dat rokende ouders met een kind met luchtwegproblemen minder snel bezorgd zijn en minder snel een huisarts of kinderarts bezoeken. Dit is waarschijnlijk te verklaren doordat mensen meestal uitgaan van hun eigen situatie. Het kan goed zijn dat rokende ouders elke dag hoesten en/of vaker benauwd zijn, zodat hoesten en benauwdheid sneller als normaal beschouwd worden.

De astmacontroletest
Sinds een paar jaar worden standaardvragenlijsten gebruikt om te controleren op astma. Deze bestaan uit een klein aantal vragen. Er zijn twee vragenlijsten in gebruik: een voor kinderen van vier tot en met elf jaar en een voor kinderen van twaalf jaar en ouder. Het invullen kost weinig tijd (figuur 2.1 en 2.2).

De voordelen van deze tests zijn dat ze snel en makkelijk zijn in te vullen en dat veel behandelaars dezelfde lijsten gebruiken, zodat er veel meer overeenstemming is tussen de behandelaars.
Belangrijke nadelen zijn dat de vragenlijsten maar een klein stukje van de astmaklachten kunnen samenvatten en dat de vragenlijsten bijvoorbeeld geen aandacht besteden aan de kwaliteit van leven van het kind en/of de ouders en niets vertellen over psychosociale problemen die er kunnen zijn.
Deze vragenlijsten zijn nooit een vervanging van de klinische indruk van de arts, omdat er ook kinderen zijn die niet goed in de gaten hebben wanneer ze benauwd zijn. Indien alleen vragenlijsten gebruikt zouden worden bij deze kinderen, zou ten onrechte aangenomen worden dat er sprake is van een goede astmacontrole. Bij de astmacontrole is het dus belangrijk om informatie van het kind, de ouders en de klinische blik van de arts te combineren.

HOE KOM IK ERACHTER OF MIJN KIND ASTMA HEEFT?

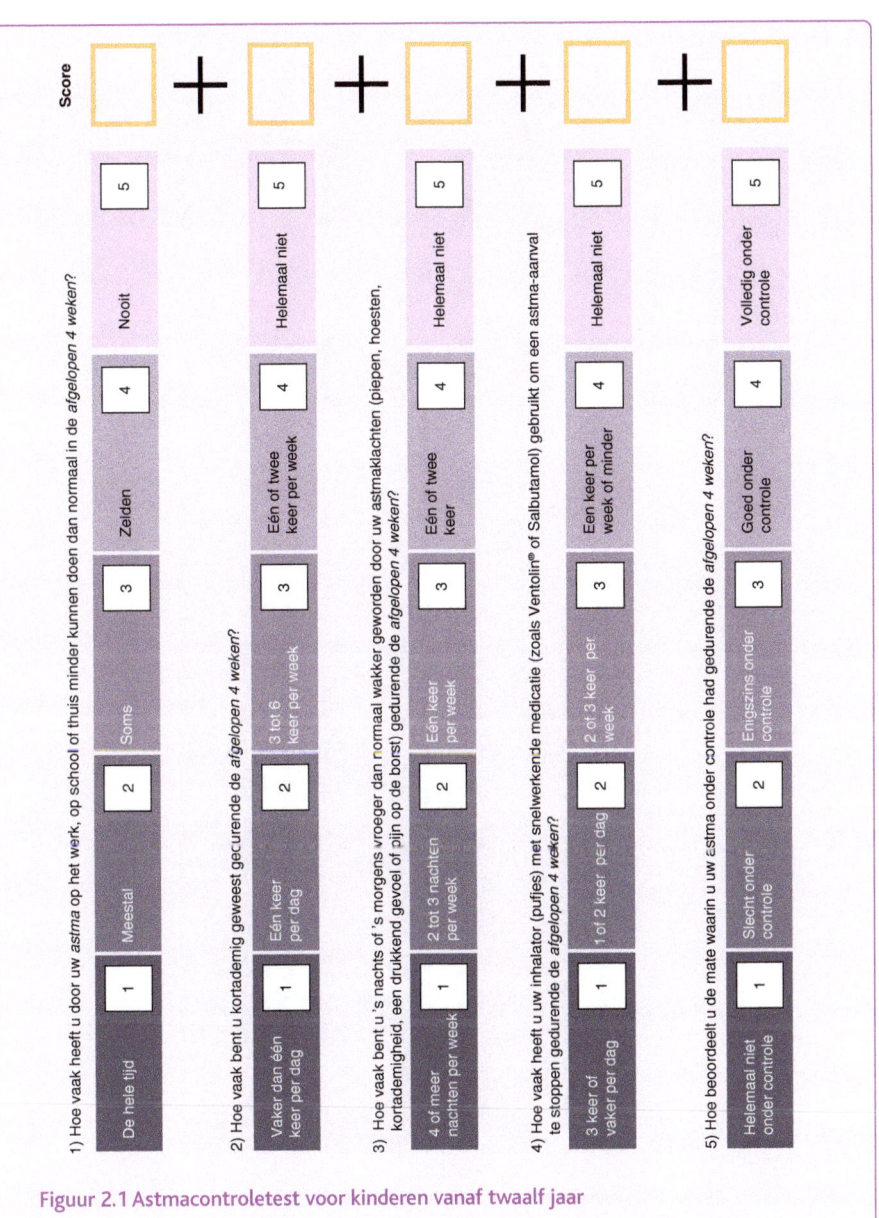

Figuur 2.1 Astmacontroletest voor kinderen vanaf twaalf jaar

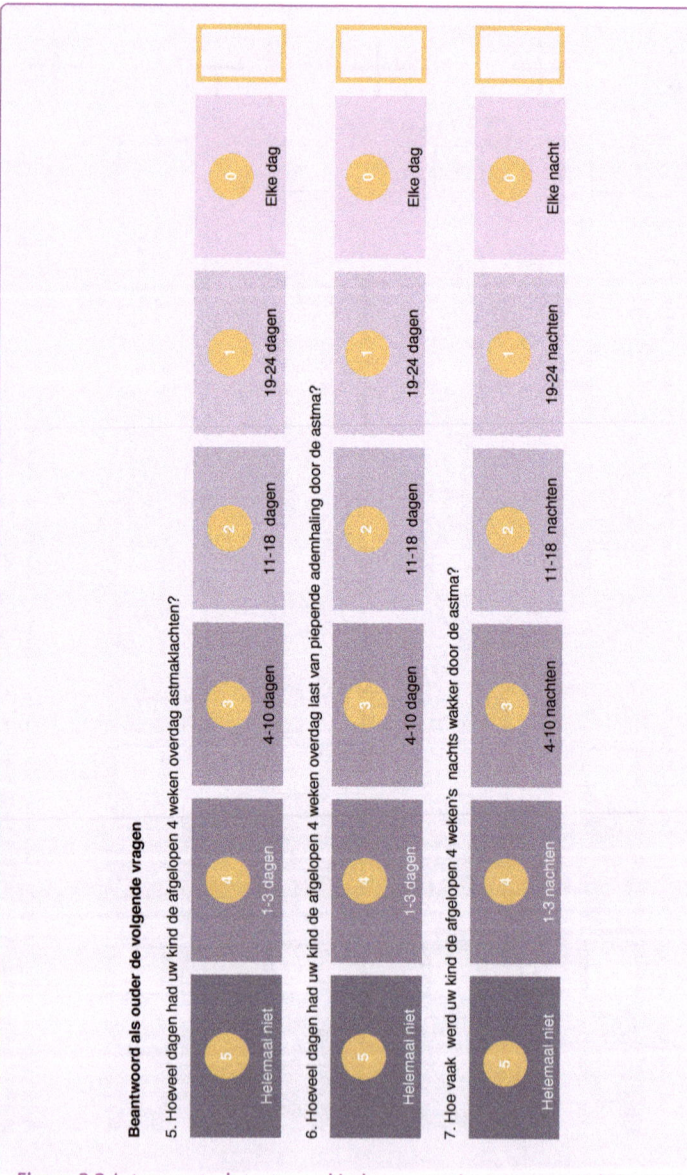

Figuur 2.2 Astmacontroletest voor kinderen van vier tot en met elf jaar

HOE KOM IK ERACHTER OF MIJN KIND ASTMA HEEFT?

Score

Laat uw kind deze vragen beantwoorden

1. Hoe is het vandaag met je astma?
   - 0 – Heel erg
   - 1 – Erg
   - 2 – Goed
   - 3 – Heel goed

2. Hoeveel last heb je van je astma als je rent, traint of sport?
   - 0 – Ik heb er veel last van, ik kan niet doen wat ik wil.
   - 1 – Ik heb er last van en ik vind het vervelend.
   - 2 – Ik heb er een beetje last van, maar het gaat wel.
   - 3 – Ik heb er geen last van.

3. Moet je hoesten door je astma?
   - 0 – Ja, de hele tijd.
   - 1 – Ja, meestal.
   - 2 – Ja, soms wel.
   - 3 – Nee, nooit.

4. Word je 's nachts wakker door je astma?
   - 0 – Ja, de hele tijd.
   - 1 – Ja, meestal.
   - 2 – Ja, soms wel.
   - 3 – Nee, nooit.

2.3 Algemeen lichamelijk onderzoek

Na afname van de anamnese volgt het lichamelijk onderzoek. Of hierbij afwijkingen worden vastgesteld, hangt helemaal af van de astmacontrole op dat moment. In een stabiele fase zijn er misschien helemaal geen lichamelijke afwijkingen.

Het lichamelijk onderzoek bij astma omvat niet alleen luisteren naar de longen (auscultatie). De manier van ademen, de bewegingen van de ribben, het gebruik van ademhalingsspieren, de gezondheid van de neus- en keelamandelen, wel of geen tekenen van hooikoorts aan de neus of ogen en de conditie van de huid (eczeem) zijn allemaal belangrijke aspecten van het lichamelijk onderzoek bij astma.

De groei en de voedingstoestand zijn bij kinderen met astma in principe normaal. Wanneer de auscultatie over de longen steeds afwijkt maar niet past bij astma, moet ook gedacht worden aan een andere longaandoening, en kan verwijzing naar de kinder(long)arts overwogen worden.

2.4 Allergieonderzoek

Onderzoek naar een allergie voor voedsel of voor deeltjes in de lucht kan worden verricht via bloedonderzoek of via een huidpriktest. De uitslag kan aantonen of het lichaam een reactie heeft ontwikkeld nadat stoffen contact hebben gemaakt met de slijmvliezen van de neus, darmen of longen. Dergelijke testen laten zien of er een reactie aanwezig is in het bloed of in de huid, maar dat betekent nog niet dat er in de long ook een (heftige) reactie zal plaatsvinden. Met andere woorden: het is niet identiek aan astma. Een bekend voorbeeld zijn de allergie-uitslagen voor voedsel: deze kunnen op de peuter-/

kleuterleeftijd wel degelijk een betekenis hebben gehad, maar na verloop van tijd reageert het kind niet meer of veel minder. Op de puberleeftijd kan deze bloeduitslag nog wel aanwezig zijn, maar in de praktijk helemaal geen consequenties meer hebben. Een allergie voor gras- of boompollen kan via het bloed worden aangetoond, maar soms hebben kinderen alleen maar last van de neus en/of ogen en geen astmatische klachten door die pollen.

Kruisreacties bestaan ook: de oorspronkelijke prikkel, bijvoorbeeld berkenpollen, leidt tot een allergie, maar daarna ontwikkelt het lichaam ook een allergie voor andere allergenen, omdat deze erg op de berkenpollen lijken. In tabel 2.1 is te zien welke kruisallergieën belangrijk zijn.

Tabel 2.1 Kruisallergieën

allergeen	kruisreagerende allergenen
berkpollen	pollen van: els, hazelaar, beuk, es, kastanje; vruchten als: appel, peer, pruim, perzik, framboos, braam, aardbei, kers
bijvoetpollen (kruid)	pollen van kruiden (o.a. kamille); specerijen, selderie, wortel
graspollen	pinda, soja, rauwe aardappel, tomaat
latex	avocado, banaan, vijg, kastanje
selderie	wortel, watermeloen, komkommer

2.5 Longfunctieonderzoek

Spirometrie
Met relatief eenvoudig onderzoek van de longfunctie (spirometrie, flow-volume curve) kan de diagnose van astma ondersteund of gesteld worden. Longfunctieonderzoek kan bij kinderen vanaf zes

jaar meestal prima verricht worden. Afhankelijk van het kind en de longfunctieassistente kan soms ook al bij kinderen vanaf vier jaar een betrouwbare longfunctie verkregen worden. Longfunctiepersoneel moet beschikken over een voldoende portie geduld, ervaring en handigheid om kwalitatief goede longfunctiemetingen te realiseren bij kleuters. Verder moet de ruimte kindvriendelijk en rustig zijn. Een kleuter die motorisch handig is en niet bang, kan dan onder de juiste begeleiding een betrouwbare longfunctiemeting uitvoeren. Omdat de longfunctie in een stabiele fase, met goede astmacontrole, helemaal normaal kan zijn, heeft het juist meerwaarde om de longfunctie te meten (voor en na een luchtwegverwijder) in een periode met de typische klachten/verschijnselen.

Meting van de luchtwegprikkelbaarheid
Ander onderzoek van de longen om de diagnose astma te ondersteunen is wel mogelijk maar ongebruikelijk, en meestal niet nodig. Een bekend voorbeeld daarvan is de meting van de luchtwegprikkelbaarheid. Hierbij wordt onderzocht hoe snel (bij welke dosis of concentratie van een ingeademde stof, histamine of methacholine) het kind reageert met een verslechtering van de longfunctie. Dit is de betrouwbaarste techniek om na te gaan of het kind prikkelbare luchtwegen heeft. Als de luchtwegen abnormaal prikkelbaar zijn, past dat bij actief astma. De prikkelbaarheid van de luchtwegen kan verbeteren door een onderhoudsbehandeling met inhalatiecorticosteroïden, maar ook door een langere tijd de prikkels te vermijden waar het kind allergisch voor is. De prikkelbaarheid neemt toe na blootstelling aan sigarettenrook en allergenen, en door virale luchtweginfecties. De prikkelbaarheidtest is niet een test die vaak wordt uitgevoerd.

Meting van stikstofmonoxide (NO) in uitademingslucht
Een relatief nieuw aanvullend onderzoek is de meting van stikstofmonoxide in de uitademingslucht bij patiënten met allergisch astma. NO is een molecuul dat onder andere geproduceerd wordt door de luchtwegen. Bij patiënten met astma en allergie is de concentratie NO in de uitademingslucht door de luchtwegontsteking meestal verhoogd. Bij veel kinderen met astma is het meten van NO handig voor het stellen van de diagnose astma en/of het vervolgen van de ziekte in de loop van de tijd. Wanneer astma onrustig is, of wanneer de hooikoortsklachten opspelen, zal de NO-concentratie verhoogd zijn. Tijdens een rustige fase met goede astmacontrole, of tijdens effectieve behandeling, zal de NO-concentratie lager worden en meestal normaal zijn. De voordelen en nadelen van dit aanvullend onderzoek zijn nog niet helemaal uitgekristalliseerd en daarom worden de metingen nog niet in alle longfunctielaboratoria standaard uitgevoerd.

2.6 Röntgenonderzoek van de longen of van het KNO-gebied

Er is geen goede reden om bij kinderen met astma altijd een röntgenfoto van de longen te laten maken. Alleen wanneer er een aanleiding voor bestaat, zal de kinderarts of huisarts een röntgenfoto van de longen of van het KNO-gebied laten maken. Dit kan bijvoorbeeld het geval zijn wanneer er in het verleden veel longontstekingen zijn geweest, of wanneer het kind erg vroeg was geboren en/of ooit beademd vanwege een longaandoening.
Foto's van het KNO-gebied worden soms gemaakt wanneer er het vermoeden bestaat dat er veel infecties of zwellingen zijn van het slijmvlies van de kaakholtes of de voorhoofdholte, of wanneer de neusamandelen mogelijk sterk vergroot zijn.

2.7 Ander aanvullend onderzoek

Ander aanvullend onderzoek is voor de diagnose van astma meestal niet nodig. Als er echter twijfel bestaat aan de diagnose astma, of wanneer de arts vermoedt dat er misschien nog een tweede aandoening speelt, zal er meer gericht onderzoek volgen naar die aandoening. Dat soort onderzoek bestaat bijvoorbeeld uit onderzoek naar infecties door kweken af te nemen, naar de werking van de longen door meer specialistisch longfunctieonderzoek, onderzoek van de luchtwegen door een bronchoscopie (kijkoperatie onder narcose in de longen), onderzoek naar zeldzame erfelijke longaandoeningen, of onderzoek naar reflux en verslikkingen in voedsel. Zie ook paragraaf 2.8.

2.8 Wat kan het anders zijn?

Als het kind toch geen astma lijkt te hebben, of niet duidelijk is verbeterd met de onderhoudsbehandeling voor astma, kan er ook een andere longaandoening, of een tweede aandoening een rol spelen. Maar eerst moet altijd goed gecontroleerd worden of de astmamedicatie voldoende gedoseerd is, technisch goed wordt geïnhaleerd en niet wordt vergeten, en of de leefregels zorgvuldig worden toegepast. (Het blijkt dat dit belangrijke redenen zijn waarom de astmamedicatie soms niet lijkt te werken, terwijl het kind toch astma heeft, zie ook hoofdstuk 3). Als de huisarts twijfelt aan de diagnose of niet begrijpt waarom de astmaklachten niet verbeteren, kan hij of zij doorverwijzen naar de algemeen kinderarts of kinderlongarts in een groot (academisch) ziekenhuis of in een astmacentrum.

Andere diagnosen
Met name de luchtweginfecties, nachtelijke benauwdheden door snurken, reflux en/of verslikken en disfunctionele ademhaling zijn niet zeldzaam. Met disfunctionele ademhaling worden alle vormen van ademen bedoeld die 'onhandig' zijn omdat ze leiden tot een gevoel van benauwdheid, angst en vermoeidheid. Voorbeelden zijn hyperventilatie en het verkeerd gebruik van de stembanden. Eigenlijk is er sprake van verkeerd aangeleerd gedrag dat niet functioneel is. De behandeling bestaat uit uitleg en professionele begeleiding door een fysiotherapeut, psycholoog en/of logopedist om deze gewoonte weer af te leren. Hyperventilatie en stembanddisfunctie komen wat vaker voor bij kinderen met astma dan bij kinderen zonder astma en kunnen erg op elkaar lijken wat de verschijnselen en de beleving betreft. Hyperventilatie onder de tien jaar is echter ongebruikelijk. Het is dus niet verwonderlijk dat deze klachten soms lang samen kunnen blijven bestaan zonder dat ontdekt wordt dat er niet alleen astma speelt.

In tabel 2.2 staan kort samengevat de belangrijkste alternatieve diagnosen voor astma. Wanneer de arts denkt aan een andere

Tabel 2.2 Enkele alternatieve diagnosen voor astma

komt met regelmaat voor:	luchtweginfecties met piepende ademhaling nachtelijke benauwdheden en hoesten door snurken, reflux en/of verslikken hyperventilatie of disfunctionele ademhaling
zeldzamer:	langdurig hoesten of beschadigingen aan de longen of luchtwegen na eerdere luchtweginfecties aangeboren afwijkingen aan de luchtwegen of longen zeldzame longaandoeningen, zoals cystische fibrose, PCD, afwijkingen in de afweer

diagnose of een tweede diagnose, zal aanvullend onderzoek moeten volgen om deze diagnose aan te tonen of uit te sluiten. Dit onderzoek wordt hier niet verder besproken, omdat het voor de meeste kinderen met astma niet van toepassing is en buiten het kader van dit boek valt.

Samenvatting

Het stellen van de diagnose astma bij kinderen is soms eenvoudig en soms erg lastig, maar altijd een combinatie van de anamnese, lichamelijk onderzoek en eventueel aanvullend onderzoek. Het blijft toch een soort maatwerk. Soms kan het even duren voordat de diagnose gesteld wordt. Dat komt dan vaak doordat de ziekte zich als het ware ontwikkelt, zich meer gaat openbaren. Vooral astma bij jonge kinderen kan moeilijk te onderscheiden zijn van de veelvoorkomende luchtweginfecties door virussen. Soms hebben kinderen met astma nog een tweede aandoening, en dat wordt vaak pas in een later stadium duidelijk.

HOOFDSTUK 3
De behandeling van astma bij kinderen

3.1 Inleiding

Voordat beoordeeld kan worden of een kind astma heeft, moet er een langere periode met klachten zijn verstreken. Het gaat immers om een chronische aandoening en daarvoor geldt dat de verschijnselen minstens drie tot zes maanden met tussenpozen of continu moeten hebben bestaan. Wanneer astmabehandeling wordt gestart bij een kind jonger dan zes jaar, is dat vaak een proefbehandeling. Dit houdt in dat er behandeld wordt alsof de diagnose inderdaad astma is. De bedoeling van een proefbehandeling is dat na een afgesproken proefperiode het effect van de behandeling geëvalueerd wordt. Een proefbehandeling betekent nog niet dat het kind echt astma heeft. Een succesvolle proefbehandeling kan de diagnose ondersteunen maar niet bewijzen, omdat de verbetering ook toevallig 'vanzelf' kan zijn opgetreden. Op oudere leeftijd is de diagnose astma met meer zekerheid te stellen. Dan wordt niet van een proefbehandeling gesproken.

De behandeling van astma kun je onderscheiden in niet-medicamenteus (bestaat vooral uit leefregels) en medicamenteus. Een astmabehandeling heeft als doel:
- astmaverschijnselen te voorkomen (preventieve doelen);
- acute astmaverschijnselen (aanvallen van astma) te bestrijden, en
- kinderen met astma, net als gezonde kinderen, een actief en normaal leven laten leiden.

Over de hele wereld zijn in richtlijnen afspraken gemaakt hoe astma bij kinderen behandeld moet worden door huisartsen en kinderartsen. Er zijn kleine verschillen tussen de Nederlandse richtlijnen voor huisartsen en die voor kinderartsen. Dat heeft vooral te maken met de verschillen in de patiëntengroepen die worden behandeld.

Belang van juiste voorlichting
De behandeling van astma bestaat altijd uit leefregels en bijna altijd ook uit het regelmatig nemen van medicatie. Het goed begrijpen waarom je iets moet doen, of juist moet nalaten, is heel belangrijk voor het trouw opvolgen van de therapie (de therapietrouw).
Dit geldt niet alleen voor de ouders, maar ook voor de kinderen. Je kunt dus eigenlijk zeggen dat goede en duidelijke voorlichting een onderdeel is van de behandeling. Juist omdat astma een chronische aandoening is, loont het de moeite om goede uitleg te vragen en te krijgen over het waarom en hoe van de behandeling. Er zijn diverse websites met duidelijke en betrouwbare informatie, zoals die van het astmafonds (zie paragraaf 'Websites, boeken, referenties'), maar natuurlijk kunnen de vragen ook gesteld worden aan de eigen behandelaars.

3.2 Leefregels bij de astmabehandeling

Het doel van de leefregels bij astma is te voorkomen dat astmasymptomen optreden. Als de leefregels goed zijn afgestemd en goed worden opgevolgd, is een logisch gevolg ervan dat de laagst mogelijke dosis medicatie voorgeschreven kan worden waarmee nog een goede astmacontrole bereikt kan worden. De leefregels zijn zeer belangrijk en hangen sterk af van de soort prikkels waarop je kind reageert.

Leefregels leggen een zekere beperking op en daarom is het van belang dat er voldoende bewijs is voor de effectiviteit ervan. Hieronder volgen eerst enkele leefregels die duidelijk zinvol zijn (3.2.1 t.e.m. 3.2.3) en daarna noemen we nog enkele leefregels die soms geadviseerd worden, maar waarvan niet is bewezen dat ze enig effect hebben (3.2.4).

3.2.1 Beweeg voldoende en voorkom overgewicht

Voldoende bewegen (bijvoorbeeld buiten spelen; sporten in clubverband en/of op school) heeft belangrijke lichamelijke en mentale voordelen. De lichamelijke weerstand en conditie worden verhoogd en stemming en doorzettingsvermogen kunnen erdoor verbeteren. Het is niet zo, dat de longfunctie duidelijk beter wordt door sporten. Kinderen met astma kunnen juist klachten krijgen door inspanning, maar dat is goed op te vangen door van te voren extra luchtwegverwijders te inhaleren (zie ook paragraaf 4.4).

Er zijn meer redenen om overgewicht bij kinderen te voorkomen en te behandelen. Astma is er slechts een van. Kinderen met astma hebben meer last van kortademigheid wanneer ze ook overgewicht hebben. Overgewicht wordt vaak mede veroorzaakt door verkeerde eetgewoontes en te weinig lichaamsactiviteit. Omdat gedrag moeilijk is te veranderen wanneer het al heel lang bestaat, is het heel

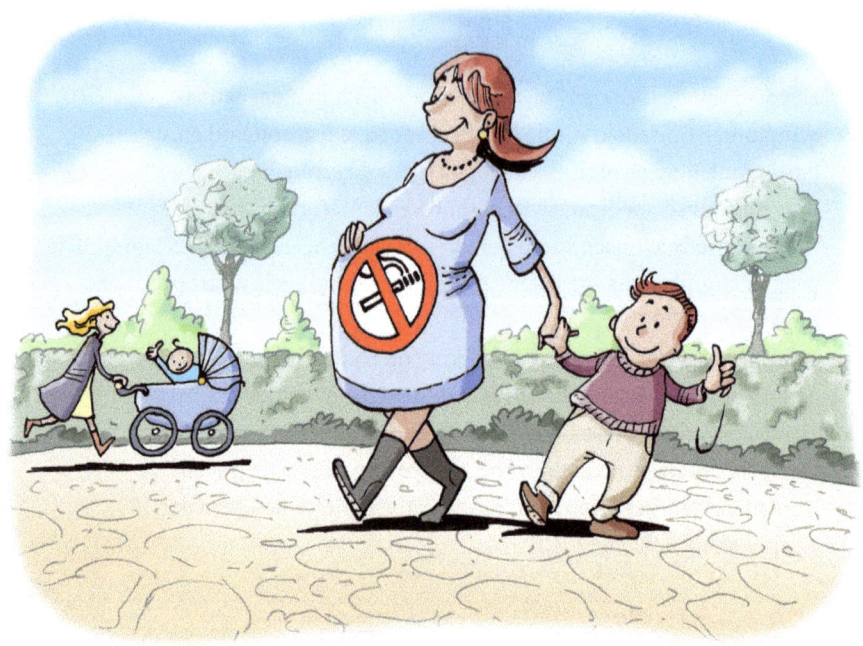

belangrijk om overgewicht op jonge leeftijd te voorkomen of te bestrijden. Bij volwassenen met astma en overgewicht gaat afvallen gepaard met een verbetering van de longfunctie: zeer waarschijnlijk is dat bij kinderen met astma en overgewicht ook zo.

3.2.2 Vermijd passief roken
Voor alle kinderen geldt dat passief roken absoluut schadelijk is voor de gezondheid en dat geldt extra voor kinderen met astma. Het is heel duidelijk aangetoond dat er veel gezondheidsschade ontstaat door het passief roken tijdens de zwangerschap en na de geboorte. De effecten zijn aanzienlijk en daarom is het zo belangrijk om deze blootstellingen te vermijden. In tabel 3.1 zijn de belangrijkste schadelijke effecten samengevat. De effecten van

luchtverontreiniging zijn tot op zekere hoogte vergelijkbaar met die van passief roken, maar de concentratie van schadelijke stoffen in de buitenlucht is gemiddeld veel lager dan in gebouwen of in auto's waar gerookt wordt. Daardoor zijn de gezondheidseffecten van passief roken groter dan die van luchtvervuiling.

3.2.3 Vermijd prikkels die astma kunnen uitlokken

Een vast onderdeel van elke behandeling van astma bij kinderen is het zoveel mogelijk voorkomen of reduceren van factoren/prikkels die aanvallen of verschijnselen uitlokken. De belangrijkste preventieve maatregelen zijn:
- Bij een bewezen huisstofmijtallergie, het huis saneren:
  - toepassing van allergeendichte hoezen voor matras, dekbed en kussen;
  - regelmatig stofzuigen;
  - zorgen voor gladde vloeren en wanden;
  - het huis goed verwarmen en ventileren;
  - effectief aanpakken van lekkages en vochtplekken;

Tabel 3.1 Schadelijke effecten van passief roken

Passief roken voor de geboorte via de moeder geeft verhoogde kans op:	Passief roken na de geboorte geeft geeft verhoogde kans op:
lager geboortegewicht;	vaker ernstige en frequente infecties;
lagere longfunctie;	(oren, meningokokkenziekte,
afwijkende ontwikkeling van longen en luchtwegen (zonder goede aanhechtingen van de luchtwegen in de longen);	bronchiolitis door RS-virus) wiegendood;
kleinere schedelomtrek;	klachten van de luchtwegen;
gedragsstoornissen (zoals ADHD);	verminderde longfunctie;
wiegendood;	astma (misschien);
meer kortademigheid bij luchtweginfecties en bij RSV-bronchiolitis;	ziekenhuisopnames.
klachten van de luchtwegen.	

- kleding, bedlinnen, gordijnen wassen op 60 graden;
- knuffels af en toe een paar dagen in de diepvries – doodt huisstofmijt;
- geen stoffen gordijnen of planten in de slaapkamer, geen of minimaal knuffels in bed.
- Bij een bewezen allergie voor huisdieren:
  - blootstelling aan allergenen van (huis)dieren vermijden. Dit betekent, hoe moeilijk dat in sommige gevallen ook is, afstand doen van het huisdier en in ieder geval geen nieuwe dieren in huis nemen. Het is niet zinvol huisdieren preventief de deur uit te doen, nog voordat een allergie is aangetoond. In gezinnen waar beide ouders duidelijk allergisch zijn, is het verstandig om niet aan huisdieren te beginnen;
  - allergie voor bijvoorbeeld paarden of katten kan zelfs klachten geven als de dieren niet in de buurt zijn. Huidschilfers van de kat zijn zo klein, dat ze heel moeilijk te verwijderen zijn uit de lucht en uit het huis. De allergenen van kat en paard (ook van hond) kunnen op de kleding of handen zitten van iemand die met die dieren in contact is geweest en zo het huis binnengebracht worden. Dat betekent dat zo iemand zich soms moet omkleden en in ieder geval heel goed zijn handen moet wassen, voordat hij het huis betreedt. Ook kunnen de allergische klachten op school toenemen omdat een klasgenoot thuis het huisdier heeft waar de allergie voor bestaat. Een zeldzamere vorm van allergie is die voor duiven. Deze kan voorkomen wanneer bijvoorbeeld de buren duiven houden. De ziekte die dan kan ontstaan, heet duivenmelkerslong.
- Bij bewezen allergie voor gras-, boom- en kruidpollen (hooikoorts):
  - een pollenhor kan klachten voorkomen. Kijk bij tuinzaken of doe-het-zelfzaken;

- niet met de handen in de ogen wrijven;
- gezicht, wenkbrauwen en neusranden (licht) invetten kan aardig voorkomen dat stuifmeel naar binnen waait en contact maakt;
- een pet en een bril kunnen de klachten in de buitenlucht verminderen;
- vermijd op dagen met hoge pollenconcentraties grote lichamelijke inspanning, maar doe dat zo mogelijk vlak na een regenbui of 's morgens vroeg, als er nog dauw op het gras ligt;
- sluit de ramen aan het eind van de middag, als de pollenconcentratie in de lucht het hoogst is; luchten kan het best 's ochtends heel vroeg;
- houd ramen van de auto in pollentijd dicht;
- zet in de eigen tuin geen windbestuivers maar insectenbestuivers als planten;
- maai het gras voordat het in bloei komt;
- laat was (en zeker beddengoed) niet buiten drogen in de pollentijd.

- Wanneer kinderen veel last hebben van astma in combinatie met verkoudheden:
  - goed en regelmatig handen wassen beschermt tegen de overdracht van virusinfecties en reduceert de astmaklachten die door virusinfecties worden uitgelokt;
  - wegwerpzakdoekjes zijn hygiënischer dan katoenen zakdoeken;
- Crèchebezoek of veel contact met jonge kinderen is een risicofactor voor virusinfecties/verkoudheden en kan bij kinderen die daar gevoelig voor zijn, leiden tot frequente periodes met kortademigheid, hoesten en vol zitten. Echter, het voert te ver om bij alle kinderen met astma of astma-achtige klachten het crèchebezoek bij voorbaat af te raden. De ouders moeten zelf de afweging maken of de voordelen van het crèchebezoek opwegen tegen de nadelen ervan. Dat blijft een persoonlijke beslissing, die ook

afhangt van de ernst van de verschijnselen. Uw arts kan u hierin adviseren.
- Wanneer kinderen veel last hebben van astma door inademen van irritante luchtjes (zoals parfums, verf-, bak- en braadluchten):
  – zorg voor goede ventilatie in huis en in de keuken, bij voorkeur een gesloten keuken met een efficiënte afzuiginstallatie.

3.2.4 Maatregelen zonder effect

Er is geen bewijs voor het gunstige effect van het toedienen van probiotica (via de voeding) op de preventie van astma en allergie. Het preventief gebruik ervan wordt daarom niet geadviseerd.
Er is evenmin bewijs dat de standaardvaccinaties de kans op astma en allergie zouden veranderen. Het advies is daarom om kinderen gewoon te vaccineren volgens het schema van het rijksvaccinatieprogramma.

3.3 De behandeling van astma met medicijnen

Het consequent opvolgen van de leefregels leidt tot een betere kwaliteit van leven, betere longfunctie en ook minder luchtweginfecties. De astmaverschijnselen zullen meestal nog wel optreden, maar dan zijn er gelukkig ook nog veilige en effectieve medicijnen beschikbaar. De medicamenteuze behandeling bestaat uit onderhoudsbehandeling en aanvalsbehandeling en wordt toegediend via inhalatie.
Toediening van onderhouds- en aanvalsmedicatie via inhalatie heeft bij kinderen met astma duidelijk de voorkeur vanwege een goede effectiviteit en heel weinig bijwerkingen. Het effect van de middelen is afhankelijk van de hoeveelheid medicament die uiteindelijk ook echt de longen bereikt (longdosis). Dit wordt bepaald door de eigenschappen

van het medicijn, de toedieningsvorm, de inhalatietechniek en de therapietrouw van het kind (en zijn ouders). Wanneer inhalatietherapie niet voldoende effect geeft, kan de arts overwegen om een astmapil (montelukast) toe te voegen aan de behandeling. Montelukast kan ook worden gegeven als enig astmamiddel als inhalatie niet mogelijk is. Montelukast is duidelijk minder krachtig dan de onderhoudsmedicatie die via inhalatie gegeven kan worden.

3.3.1 Effectieve toediening van de medicijnen
Goede astmacontrole staat of valt met effectieve inhalatietherapie. Niet voor alle kinderen is onder alle omstandigheden een geschikte inhalatiemethode voorhanden. Vooral bij kinderen van 0-4 jaar is het effectief inhaleren van medicijnen moeilijk. Goede instructie en regelmatige controle van de inhalatietechniek zijn belangrijk, maar dan is dat nog geen garantie voor een effectieve behandeling. Als de astmaverschijnselen niet goed onder controle komen, moet dus ook gedacht worden aan een foute inhalatietechniek.

De uiteindelijke dosis medicijnen die in de long terechtkomt, is afhankelijk van de leeftijd en is bij kleine kinderen in verhouding veel lager dan bij volwassenen. Daarom is de dosering – met gebruik van dezelfde toedieningsvorm – bij kinderen vaak hetzelfde als bij volwassenen. Bij kinderen en adolescenten wordt een dosis aerosol (puffer) in principe altijd toegediend via een voorzetkamer ('toeter'), omdat er anders te weinig medicijnen de longen bereiken. Bij de meeste grotere kinderen en jongeren kan ook een poederinhalator worden voorgeschreven.

De keuze voor een bepaalde inhalatievorm hangt af van de leeftijd van het kind en van het oordeel van een arts of verpleegkundige, of het kind in staat is de gekozen inhalatievorm adequaat te gebruiken onder alle omstandigheden (ook bij acute benauwdheid).

Kinderen 0-4 jaar: dosisaerosol en voorzetkamer met masker

Inhalatietherapie met een dosisaerosol (puffer of DA) en voorzetkamer (vzk) is bij praktisch alle kinderen mogelijk: bij een kleine minderheid is een vernevelapparaat effectiever. Het grote voordeel van een dosisaerosol met voorzetkamer is dat de medicatie ook in de longen komt door rustig in- en uitademen gedurende vijf tot tien ademteugen via de voorzetkamer.

Omdat kinderen tot vier jaar vooral door de neus ademhalen, moeten zij een mond-neusmasker gebruiken, maar hierbij wordt helaas wel ongeveer 50% van de dosis uit de voorzetkamer door de neus weggefilterd (dus minder medicatie bereikt de longen).

Kinderen 4 tot 7 jaar: dosisaerosol (puffer) en voorzetkamer met mondstuk

Vanaf ongeveer 4 jaar kunnen de meeste kinderen goed meewerken

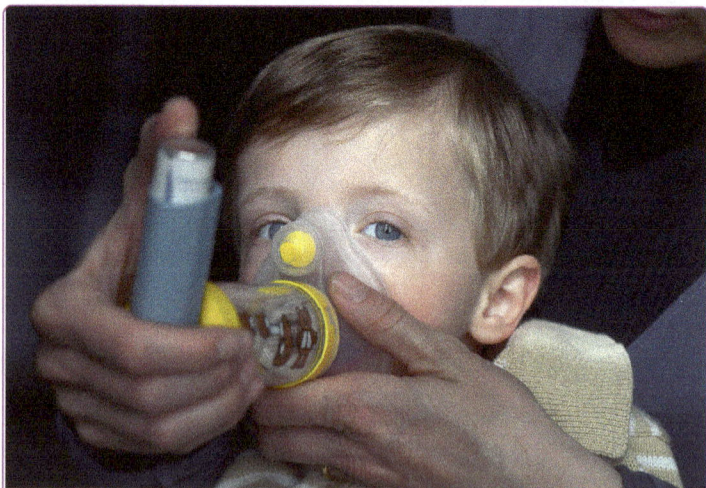

Figuur 3.1 Bij jonge kinderen wordt meestal een dosisaerosol met voorzetkamer en mond-neusmasker toegepast (foto: Frank Muller/Hollandse Hoogte)

> **Wat is belangrijk aan de voorzetkamer?**
>
> De afgifte van medicijnen kan veel lager zijn wanneer de voorzetkamer een statische lading heeft, waardoor veel medicatie aan de wand kleeft (witte aanslag). Dit komt voor bij kunststof voorzetkamers. Dit effect kan tegengegaan worden door een laagje zeepsop aan de binnenkant aan te brengen. Dit gebeurt door een keer per week de voorzetkamer te wassen met een gewoon afwasmiddel en de voorzetkamer vervolgens zonder afspoelen of afdrogen aan de lucht te laten opdrogen. Dit probleem speelt uiteraard geen rol bij een metalen voorzetkamer.
>
> Bij de controle van de inhalatietechniek moet vooral gelet worden op het goed aansluiten van het masker op het gezicht, of het goed aansluiten van de lippen om het mondstuk, en op het openen en dichtgaan van het klepje: Als het klepje niet meebeweegt met de ademhaling, is er waarschijnlijk een luchtlek aanwezig en wordt geen medicatie geïnhaleerd. Zodra kinderen actief tegenwerken of huilen tijdens de inhalatietoediening, wordt onvoldoende medicament geïnhaleerd en komt de medicatie niet waar het zijn werk moet doen. Dan is de behandeling niet effectief. Het is belangrijk om in deze gevallen te overleggen met de arts of verpleegkundige.

met inhalatie. Door dit via een mondstuk uit te voeren kan de longdosis verdubbelen ten opzichte van een mond-neusmasker.

Kinderen 7 jaar en ouder

Wanneer kinderen oud genoeg zijn en voldoende spierkracht hebben, kunnen ze krachtig en snel genoeg inhaleren om de medicatie in poedervorm te gebruiken. De uiteindelijke longdosis bij poederinhalatie hangt sterk af van hoe krachtig het kind kan inhaleren. Het lijkt onwaarschijnlijk dat astmatische kinderen jonger dan zeven jaar tijdens een benauwdheidsaanval voldoende spierkracht kunnen opbrengen om goed te inhaleren. In de praktijk is een minimale leeftijd van zeven jaar een goede richtlijn om poederinhalatie te starten. Er kunnen toch bij oudere kinderen redenen zijn om ze geen poederinhalator maar een dosisaerosol met voorzetkamer te geven: onvoldoende spierkracht; direct uithoesten na poederinhalatie; lokale bijwerkingen van inhalatiecorticosteroïden (ICS), en een hoge dosering ICS. Natuurlijk moet ook bij oudere kinderen de inhalatietechniek goed geïnstrueerd en gecontroleerd worden door de longverpleegkundige of arts.

Een belangrijk nadeel is de vochtgevoeligheid van poederinhalators: een vochtige sporttas kan al zorgen dat het medicijn klontjes vormt in de inhalator en dan is de inhalatie niet effectief. Een belangrijk voordeel van poederinhalatie is het gebruikersgemak (compact, goed mee te nemen): dit speelt bij de therapietrouw van tieners waarschijnlijk een grote rol.

De inhalatietechniek is een van de belangrijkste aspecten van de astmabehandeling. Daarom moet de techniek goed gedemonstreerd worden (bij voorkeur door een longverpleegkundige) en is het een goede gewoonte om de techniek eens per jaar, of zo nodig vaker, te laten controleren.

3.3.2 Astmamedicatie

Er zijn voor de behandeling van astma twee soorten medicijnen beschikbaar waar inmiddels veel ervaring mee is. Het zijn de luchtwegverwijders en de ontstekingsremmers. Welke middelen nodig zijn en met welke toedieningsvorm het medicijn moet worden gegeven, hangt af van het individuele kind.

Luchtwegverwijders

Luchtwegverwijders zorgen voor ontspanning van de spiercellen van de luchtwegen. Daardoor gaan de luchtwegen wijder openstaan en daardoor vermindert de kortademigheid. Er zijn kortwerkende (werking maximaal 4-6 uur) en langwerkende luchtwegverwijders (werkingsduur ongeveer 12 uur). Alle kinderen met astma moeten thuis en op school een kortwerkende luchtwegverwijder hebben. Of de behandelaar een langwerkende luchtwegverwijder voorschrijft, hangt af van de omstandigheden en wordt in principe beoordeeld door de kinder(long)arts, maar is voor de meeste kinderen met astma niet nodig. Bij kinderen jonger dan zes jaar is er geen ervaring met langwerkende luchtwegverwijders en deze horen dan ook niet te worden voorgeschreven op die leeftijd.

De kortwerkende luchtwegverwijders (salbutamol, terbutaline) zijn de medicijnen die nodig zijn wanneer de kinderen acuut benauwd zijn.

Ontstekingsremmers
Ontstekingsremmers via inhalatie (inhalatiecorticosteroïden, ICS) zijn de meest effectieve middelen bij astma en nemen de centrale plaats in bij de onderhoudsbehandeling van astma bij kinderen (beclomethason, beclomethason extra fijn, fluticasone, budesonide, ciclesonide). Deze worden meestal gestart als de astmaverschijnselen niet snel verdwijnen en vaker dan twee of drie keer per week optreden. Ze worden niet gestart wanneer de klachten weinig voorkomen en minimaal van ernst zijn. Een geneesmiddel dat via de mond ingenomen kan worden en ook de ontsteking remt, is montelukast. Het werkt het beste bij kinderen die allergisch zijn, maar het is minder effectief dan de inhalatiecorticosteroïden, en is daarom het middel van tweede keus. Meer onderzoek is nodig om duidelijk te maken voor welke kinderen dit middel het meest geschikt is.

Combinatiepreparaten (ICS in combinatie met langwerkende luchtwegverwijders zoals formoterol en salmeterol)
In de richtlijn voor de huisartsen en in de consensus astmabehandeling bij kinderen van de Nederlandse Kinderlongartsen is

nog geen sprake van een definitieve plaatsbepaling voor deze combinatiepreparaten. Er bestaat op dit moment in de huisartsenpraktijk geen goede basis om deze middelen te starten bij de behandeling van kinderen met astma.

3.3.3 Bijwerkingen
Natuurlijk moet door de behandelaars aandacht besteed worden aan de mogelijke bijwerkingen van de astmamedicijnen.

Bijwerkingen van luchtwegverwijders
De bekendste – vervelend maar niet ernstig of gevaarlijk – bijwerkingen van kort- en langwerkende luchtwegverwijders zijn een versnelde hartslag, trillende vingers, druk gedrag en hoofdpijn. Deze zijn afhankelijk van de dosis en worden vanzelf minder wanneer de medicijnen enkele weken gebruikt worden. Deze klachten zijn minder uitgesproken bij langwerkende dan bij kortwerkende luchtwegverwijders.

Bijwerkingen van inhalatiecorticosteroïden (ICS)
Er bestond vroeger een grote angst voor de bijwerkingen van ICS omdat de werkzame stof van deze ontstekingsremmers eigenschappen heeft die vergelijkbaar zijn met die van prednison en prednison na maandenlang gebruik vervelende bijwerkingen geeft. Echter, bij de inhalatie van astmamedicatie wordt een veel lagere dosis gegeven en deze dosis komt ook vooral in de longen terecht. Bijwerkingen van ICS kunnen zijn:
– *Soms:* heesheid of een keelinfectie met een gist of schimmel. De kans op deze bijwerkingen is veel kleiner wanneer de mond na de medicatie wordt gespoeld en/of wanneer gebruikgemaakt wordt van een voorzetkamer.
– *Zeldzaam:* een heel kleine afname van de lengtegroei gezien in

het eerste jaar van de behandeling (tussen 0,5 en 1,5 cm); daarna is de groei dan weer normaal. Er zijn geen aanwijzingen dat de uiteindelijke lengte, ook niet na vele jaren gebruik van deze medicijnen, verlaagd is ten opzichte van gezonden die geen ICS gebruikten. Het is wel afgesproken dat de lengtegroei van kinderen met ICS zorgvuldig vervolgd moet worden.
- *Zeer zeldzaam*: echt belangrijke bijwerkingen van ICS, zoals een onderdrukking van de aanmaak van stresshormonen door het lichaam, zijn zeer zeldzaam en treden alleen op bij kinderen met een bijzondere individuele gevoeligheid voor ICS of bij een hele hoge dosis ICS.

3.4 Wat te doen bij een acute benauwdheidsaanval?

Naarmate een kind langer astma heeft, is het soms makkelijker te voorspellen of er een echte benauwdheidsaanval aankomt.
Bij kinderen waarbij de diagnose pas is gesteld en de ouders en de arts het karakter van de aanvallen nog niet goed kennen, is het verstandig om bij twijfel te overleggen.
Met de behandelend arts moet een duidelijke afspraak (mondeling of liefst schriftelijk) gemaakt worden, bijvoorbeeld in de vorm van een stappenplan, over wat te doen in het geval van een benauwdheidsaanval door astma. De ouders en het kind moeten weten wat ze moeten doen bij toenemende klachten en wie ze moeten bellen voor advies of hulp. Ook hier geldt: bij twijfel is het gewoon beter om te overleggen en niet te wachten totdat de klachten zijn toegenomen. Op tijd beginnen met de aanvalsbehandeling kan veel problemen voorkomen.

> ### Wat te doen bij een acute benauwdheidsaanval?
>
> Blijf als ouder rustig en kalmeer uw kind. Een acute benauwdheidsaanval kan voor kinderen erg beangstigend zijn. Kinderen die erg angstig zijn, hebben op dat moment een volwassene in de buurt nodig die hen geruststelt en zelf ook rust uitstraalt.
> De belangrijkste eerste stap is het geven van kortwerkende luchtwegverwijders (salbutamol, terbutaline) op de juiste manier. Dit zijn de medicijnen voor de aanvalsbehandeling. Voor elk kind met astma moeten de kortwerkende luchtwegverwijders dus bij de hand zijn en niet over de houdbaarheidsdatum zijn.
> Bij benauwdheid bereiken deze medicijnen via een voorzetkamer de longen beter dan wanneer de medicijnen in poedervorm worden gegeven. Als de enkele dosis niet binnen tien minuten duidelijk werkt, kan gerust een tweede dosis gegeven worden.
> Bij duidelijke benauwdheid is het verstandig om te beginnen met een dubbele dosis. Als dit na tien à vijftien minuten duidelijk verbetering geeft, kan dit enkele malen per dag herhaald worden. Wanneer er minstens vier maal per dag extra aanvalsbehandeling nodig is, is het verstandig om dit in ieder geval diezelfde dag ook te melden bij de behandelend arts. Het kan ook zijn dat met de arts is afgesproken dat er eerder overleg plaatsvindt.
> Als de benauwdheid ernstig is, of de klachten erger worden en een dubbele dosis luchtwegverwijders binnen tien à vijftien minuten geen duidelijke verbetering geeft, moet direct contact opgenomen worden met de behandelend arts volgens de afgesproken route (huisarts of kinderarts, telefoonnummers moeten bij de ouders bekend zijn). Ondertussen moet er wel steeds om de vijftien minuten dubbele doses luchtwegverwijders worden gegeven. Als de eigen (huis)arts of kinderarts niet of niet snel bereikbaar is, neem dan contact op met een vervanger/waarnemer. Als dat ook niet lukt, moet een ambulance (112) gebeld worden.
> De behandelend arts moet tenslotte beoordelen wat er verder nodig is om de astma-aanval goed te bestrijden, of extra zuurstof nodig is, of een prednisonkuur gestart moet worden, of een ziekenhuisopname nodig is.

In Nederland is de gezondheidszorg gelukkig goed toegankelijk en de afgesproken richtlijnen voor de behandeling van astma lijken zeer effectief. In verhouding tot andere landen komen ziekenhuisopnames vanwege astma bij kinderen relatief weinig voor. Helaas overlijden jaarlijks in Nederland toch nog ongeveer twintig kinderen aan een astma-aanval, maar ook dit is in verhouding tot andere landen een heel kleine groep.

Na de benauwdheidsaanval is het goed om na te gaan of er een goede verklaring is voor de aanval en of de behandeling aangepast moet worden. Bij de nazorg van een benauwdheidsaanval hoort een afspraak over het verder vervolgen van de verschijnselen: ouders of arts moeten contact zoeken om zeker te zijn van goed of voldoende snel (bijvoorbeeld binnen een week) herstel van de klachten.

3.5 Wanneer naar de kinder(long)arts?

Het belang van een goed behandelteam
Omdat de behandeling van astma bij kinderen een dagelijks terugkerend iets is, waarbij de ouders en het kind moeten ontdekken wat wel en niet gunstig is voor de gezondheid, is het vooral in het begin heel belangrijk dat men met zijn vragen gemakkelijk terecht kan bij de behandelaar. Wanneer de klachten snel en makkelijk onder controle zijn met leefregels en medicatie, en de klachten niet ernstig zijn, kan dit goed bij de huisarts.

Wanneer de klachten ernstiger zijn, vaak optreden, of kinderen ernstig beperkt zijn in hun doen en laten, is meestal een behandelteam nodig met daarin een of meer longverpleegkundigen en een of meer kinderartsen. Binnen een expertisecentrum zijn daarnaast ook psychologen, orthopedagogen, fysiotherapeuten en diëtisten bij de behandeling te betrekken. Psychosociale zorg is veel vaker nodig dan we in Nederland denken: bij ongeveer een op de drie kinderen met astma rapporteren ouders uiteenlopende psychosociale problemen (bijvoorbeeld angst of somberheid) die hun weerslag kunnen hebben op het dagelijks leven. Een medisch psycholoog kan uitzoeken of de psychosociale problemen verband houden met het astma (zie paragraaf 5.4) Ook een fysiotherapeut kan een waardevolle bijdrage leveren aan de zorg voor kinderen met astma: bij nogal wat kinderen met astma speelt ook een verkeerde ademhalingstechniek of hyperventileren een rol. Door die ademhalingstechniek goed aan te pakken kan het gevoel van kortademigheid belangrijk verbeteren.

Griepvaccinatie
Er zijn tegenstrijdige meningen over het nut van vaccineren van kinderen met astma tegen de griep. Daarom wordt de griepvaccinatie hier apart besproken. Het is niet aangetoond dat kinderen met astma vaccineren tegen de seizoensgriep preventief werkt tegen astmatische klachten veroorzaakt door de griep. Uit een groot Nederlands onderzoek is gebleken dat kinderen met astma die goed werden behandeld door de huisarts en een 'nepvaccinatie' kregen, niet meer last en niet vaker last hadden van astmatische klachten (tijdens de griep) dan de kinderen met astma die de echte vaccinatie kregen. Het kan zijn dat bij kinderen met zeer ernstig astma de griepvaccinatie wél helpt tegen astmatische klachten, maar dat is niet onderzocht. De overgrote meerderheid van kinderen met astma hoeft in ieder geval geen griepvaccinatie te krijgen vanwege hun astma. Het vaccineren tegen de seizoensgriep is natuurlijk wel effectief om de complicaties van de griep (bijvoorbeeld een longontsteking) te voorkomen, maar dat geldt voor alle kinderen: daarom krijgen in sommige landen alle kinderen de griepvaccinatie.

Samenvatting
De behandeling van kinderen met astma is bijna altijd zeer effectief, maar vraagt een behoorlijke inspanning van ouders en kind.
Bij de meeste kinderen kan astma goed en eenvoudig behandeld

worden door goede voorlichting, duidelijke instructies, het opvolgen van leefregels, en het trouw nemen van de medicatie op de juiste manier. Hierbij is een zorgvuldige begeleiding door en goede communicatie met de behandelaars van groot belang. Bij een kleinere groep kinderen met astma is er sprake van ernstige klachten, moeilijk te behandelen klachten, of aanzienlijke psychosociale problemen. Bij deze groep is uitgebreidere zorg vereist en is het soms nodig om een compleet behandelteam in te schakelen naast de reguliere behandeling. Zo kan de kwaliteit van leven en het functioneren verder verbeteren.

In de volgende hoofdstukken komen de psychosociale aspecten van astma bij kinderen verder aan bod.

HOOFDSTUK 4
Wat betekent astma voor de omgeving?

4.1 Ouders van een kind met astma

„Ik weet nog goed die eerste keer dat Pieter benauwd werd. We wisten toen nog niet dat Pieter last had van astma. Dat was wel even schrikken. Pieter had eerder die dag bij oma gespeeld en 's nachts werd hij wakker met hoestbuien die maar niet over leken te gaan en je hoorde hem zo piepen. Gelukkig konden we snel terecht bij de huisartsenpost. De dienstdoende arts zag meteen wat er aan de hand was: Pieter had een astma-aanval. Later bleek dat Pieter allergisch was voor honden. Nu een aantal maanden later, is zijn astma met de juiste medicatie en begeleiding door het astmateam goed onder controle. Toch zijn er veel vragen geweest waar we de afgelopen tijd mee geworsteld hebben. Gaat het ooit over? Zal hij zich net als alle gezonde kinderen gewoon kunnen ontwikkelen? Hoe moet dat met spelen met vriendjes? Had ik het niet eerder moeten herkennen?"

WAT BETEKENT ASTMA VOOR DE OMGEVING?

Als ouders voor het eerst te horen krijgen dat hun kind astma heeft, kan dit een grote schok zijn. Zij vragen zich af wat hen als ouders allemaal te wachten staat. Het kan ook een opluchting zijn omdat er eindelijk duidelijkheid is gekomen over wat er aan de hand is en wat de behandelmogelijkheden zijn. Ouders worstelen vaak met uiteenlopende vragen. In dit boek wordt geprobeerd veel van deze vragen te beantwoorden. Echter, elk kind is anders. Om die reden is het goed dat ouders en kinderen hun eigen zorgen bespreekbaar maken met de arts of astmaverpleegkundige.

Astma is een chronische aandoening, dat betekent dat het 24 uur per dag, 7 dagen per week op de achtergrond aanwezig is, ook als er geen klachten zijn. Kinderen moeten er altijd aan denken om bepaalde prikkels te vermijden en hun medicatie adequaat in te nemen. Dit kan in sommige gevallen flinke invloed hebben op het dagelijkse gezinsleven. Astma-aanvallen zijn onvoorspelbaar. Ouders weten nooit wanneer de volgende aanval zich zal voordoen. Daarnaast is het beangstigend om een astma-aanval door te maken of te zien: kinderen krijgen letterlijk te weinig lucht. Ondanks het opvolgen van alle medische adviezen kunnen de symptomen van deze ziekte in sommige gevallen niet voorkomen worden. Dit gevoel van controleverlies kan ouders en kinderen angstig maken. Omdat astma vaak niet zichtbaar is, leidt het nogal eens tot onbegrip in de omgeving.

De positieve kanten van astma
In dit boek wordt veel aandacht besteed aan de negatieve aspecten van astma bij kinderen. Maar het is belangrijk om ook stil te staan bij de positieve kanten die het hebben van een kind met een chronische aandoening als astma ook kan hebben. Sommige ouders vertellen dat ze meer zijn gaan relativeren, gezondheid meer zijn gaan waarderen, meer genieten van kleine alledaagse dingen en dat

ook de band tussen gezinsleden sterker is geworden.
Ook voor kinderen gelden deze positieve kanten van astma. Veel ouders vertellen later dat hun kind juist door het hebben van astma flexibeler is, tegen een stootje kan, veel doorzettingsvermogen heeft, geniet van de kleine successen en meer zelfvertrouwen heeft.
Tenslotte leert de ervaring dat de meeste kinderen met astma tegenwoordig met de huidige medicatie en het vermijden van prikkels slechts minimaal beperkt worden in hun dagelijkse leven en ontwikkeling. Kinderen met astma gaan over het algemeen gewoon naar school, hebben vriendjes en vriendinnetjes, kiezen later een beroep dat bij hen past en starten een eigen gezin. Kortom, zij leiden een normaal leven net als elk ander kind.

Opvoeden
Het opvoeden van een gezond kind vraagt heel wat kwaliteiten van ouders. Het opvoeden van een kind met astma vereist daarnaast nog eens extra opvoedingsvaardigheden. Ouders moeten regelmatig met hun kind voor controle naar het ziekenhuis of de huisarts. Zij zijn (zeker bij jonge kinderen) verantwoordelijk voor het adequaat herkennen van signalen die wijzen op een komende aanval en voor het dagelijks naleven van de behandelvoorschriften en ze moeten tijdens een astma-aanval adequaat kunnen reageren op hun kind. Veel ouders van astmapatiëntjes hebben de neiging om hun kind te beschermen. Het liefst willen ouders hun kind behoeden voor alle vervelende symptomen die met astma gepaard kunnen gaan. Dit is echter een onmogelijke opgave, met in veel gevallen eerder een averechts effect. Ook een kind met astma heeft structuur, voorspelbaarheid en grenzen nodig van liefdevolle en betrokken ouders. In die zin is de opvoeding van een kind met astma dus in wezen niet anders dan het opvoeden van een gezond kind. Echter, ouders van kinderen met astma komen voor moeilijke dilemma's

te staan. Laat je je kind dat net ziek geweest is en bang is voor een volgende aanval nog bij je in bed slapen? Wat doe je als opa en oma telkens met cadeautjes aan komen zetten omdat je kind alweer naar het ziekenhuis moest? Wat doe je als de dokter vertelt dat je kind net als andere kinderen kan sporten, terwijl je zoon of dochter liever voor de computer zit? Een algemeen antwoord op deze vragen is niet eenvoudig te geven. Een individuele afweging is nodig, waarbij kortetermijngevolgen (die vaak positief zijn) afgezet moeten worden tegen mogelijke nadelige gevolgen op de lange termijn. In het voorbeeld van het kind dat niet alleen wil slapen, wordt op de korte termijn veiligheid en troost geboden (een positief gevolg), maar op lange termijn bestaat het risico dat het kind te afhankelijk wordt van de ouders en niet meer alleen durft te slapen (een negatief gevolg). Een andere opvoedingstaak die ouders erbij krijgen, is dat ze hun kind stap voor stap moeten leren verantwoordelijkheid te nemen over zijn of haar eigen ziekte (zie ook hoofdstuk 5).

Hulp inschakelen
Als ouders en kinderen het idee hebben dat ze er alleen niet uitkomen, is het belangrijk om tijdig hulp in te schakelen. In veel gevallen kan dit een goede buur, vriend of familielid zijn die een luisterend oor biedt of de zorg tijdelijk uit handen kan nemen. Ook vertellen veel ouders later dat het belangrijk was dat ze tijd voor zichzelf of voor hun partner vrijmaakten. Indien ouders zich ernstige zorgen blijven maken, is het belangrijk om deze zorgen te bespreken met de arts of verpleegkundige, zodat samen naar een oplossing gezocht kan worden. In sommige gevallen is een doorverwijzing naar een psycholoog of maatschappelijk werker aan te raden. Die kan ouders ondersteunen en meehelpen om zaken op een rijtje te krijgen. Het is ook mogelijk om jonge mantelzorgers hierbij te betrekken (www.jongemantelzorgers.nl).

4.2 Broers en zussen van een kind met astma

Kim is 13 jaar oud en is net van de basisschool overgestapt op de middelbare school. Haar broertje Ivar van 11 heeft astma. De afgelopen weken is Ivar veel ziek geweest en hebben Kims ouders veel tijd met Ivar doorgebracht in het ziekenhuis. Vooral haar moeder is uitgeput van de zorg van de afgelopen tijd en is snel humeurig. Kim baalt hiervan. Aan de ene kant begrijpt ze wel dat haar ouders zo veel met Ivar bezig moesten zijn en vindt ze dat ze niet moet zeuren, maar aan de andere kant is ze ook wel wat jaloers op Ivar. Niet op zijn astma natuurlijk, maar wel op alle aandacht die hij krijgt. Kim heeft haar moeder de afgelopen weken veel geholpen met klusjes in huis. Ze heeft het idee dat haar moeder dit niet eens door heeft gehad. Ze heeft het zelfs nog niet met haar moeder gehad over die leuke nieuwe jongen die bij haar in de klas zit.

Een broer of zus met astma kan een grote impact hebben op de andere kinderen in het gezin. Voor broers en zussen (in vakjargon ook wel brussen genoemd) kan er veel veranderen in het gezin als bekend wordt dat hun broer of zus astma heeft. Het geliefde huisdier moet de deur uit. Er gaat soms meer aandacht uit naar hun zieke broer of zus en soms lijkt het dan voor de andere kinderen dat zij op de tweede plaats komen. Voor ouders is hier een belangrijke rol weggelegd: ze moeten hun aandacht goed verdelen. Ouders kunnen zich schuldig voelen als ze denken dat ze te weinig aandacht schenken aan de overige kinderen. Het is dan goed om te weten dat niet alle kinderen elke dag precies evenveel aandacht nodig hebben. Er zijn legio situaties waarin niet alle kinderen (ook al zijn ze allemaal gezond) evenveel aandacht krijgen. Bijvoorbeeld als er net een baby is geboren, of als het ene kind al wel op de basisschool zit en het andere kind nog niet. Wat alle kinderen wel nodig hebben, is exclusieve aandacht (één-op-één momenten met het kind waarin de ouder alle aandacht heeft voor het kind en niet gestoord wordt). Bijvoorbeeld om even de dag door te spreken: wat was er leuk vandaag, wat was er vervelend en wat gaat er morgen gebeuren? Soms is vijf minuten voor het slapengaan nog een kopje thee drinken of een spelletje doen met papa of mama al voldoende.

Emoties van de broers en zussen
Kinderen kunnen gemengde gevoelens hebben over hun broer of zus met astma. Ze kunnen zich zorgen maken over wat er precies aan de hand is. Een astma-aanval van broer of zus kan schrik aanjagen. Maar ook de talrijke bezoeken aan de huisarts of kinderarts en de momenten waarop ze een speelmaatje missen, kunnen ervoor zorgen dat brussen zich zorgen maken en balen van het astma. Daarnaast kunnen ze tegelijkertijd boos zijn of verdrietig of zelfs jaloers op alle aandacht die uitgaat naar het kind met astma. Kinderen kunnen zich extra zorgzaam opstellen en alles voor hun broer of zus willen doen.
Voor peuters en kleuters is het nog heel moeilijk zich voor te stellen wat astma is. Zij hebben veelal nog een levendige fantasie en zijn sterk op zichzelf gericht. Zo kunnen ze denken dat de ziekte van hun broer of zus hun schuld is en dat het bijvoorbeeld komt doordat ze een keer stout zijn geweest. Kinderen in de basisschoolleeftijd kunnen zich al veel meer een voorstelling maken van wat astma is, maar kunnen zich juist hierdoor soms ook meer zorgen maken dan nodig. Het is voor alle broers en zussen goed dat ze betrokken worden bij het astma van hun broer of zus en om ze uitleg te geven die past bij hun leeftijd en ontwikkelingsniveau. Hiervoor zijn verschillende boekjes beschikbaar. Door hier expliciet aandacht en tijd aan te besteden kunnen ouders achterhalen wat broers en zussen denken

en vinden van het astma van hun broer of zus en kunnen ze hier actief op inspelen. Soms door foutieve gedachten bij te stellen en soms door een luisterend oor te bieden als ze boos, bang of verdrietig zijn. Zo kunnen ouders bijvoorbeeld uitleggen dat ze zich goed voor kunnen stellen dat het vervelend is dat dat leuke weekenduitje niet door kan gaan omdat broer of zus benauwd is. Ouders tonen hiermee hun begrip en tegelijkertijd kunnen ze uitleggen waarom dit zo is en hoe eventueel op een ander tijdstip gemiste uitjes ingehaald kunnen worden. Kinderen leren hierdoor om te gaan met tegenslagen en dat kan ze later goed van pas komen. De sleutelwoorden in de omgang met brussen zijn dus: betrekken, begrip tonen, uitleggen en aandacht verdelen.

4.3 De school en een kind met astma

Het is een spannende dag voor Mieke vandaag. Mieke is tien jaar oud en houdt vandaag een spreekbeurt over astma. Ze zit in groep 6 bij meester Joep. Mieke heeft al een paar jaar last van astma. De eerste paar jaar was haar astma goed onder controle en had ze er op school weinig last van. De afgelopen maanden heeft ze echter steeds meer aanvallen, waarvoor ze ook op school moet puffen. Mieke denkt dat andere kinderen haar uit zullen lachen als ze zou puffen in de klas. Samen met haar meester heeft ze bedacht om een spreekbeurt te houden over astma. Via het Astmafonds heeft ze veel informatie verzameld. Door middel van een oefening met het blazen door rietjes kan ze de kinderen zelf laten voelen wat het is om benauwd te zijn. De kinderen in de klas vinden het erg interessant en willen graag zien hoe zo'n puffer werkt. Mieke krijgt voor haar spreekbeurt een 9 en heeft vanaf dat moment geen enkele moeite meer om te puffen in de klas. Zelfs de grootste pestkop in de klas houdt zich voortaan rustig.

De leerkracht informeren

In een reguliere schoolklas zitten gemiddeld twee of drie kinderen met astma. Een kind is dus waarschijnlijk niet de enige in zijn of haar klas die astma heeft. Het is belangrijk dat ouders de leerkracht goed voorlichten over wat astma is en wat daarvan de gevolgen zijn voor hun kind. Het Astmafonds heeft hiervoor verschillende folders ontwikkeld. Ook dit boek kan voor leerkrachten een handige informatiebron zijn. Omdat elk kind met astma anders is, is het belangrijk dat ouders de leerkracht goed uitleggen wat er specifiek bij hun kind aan de hand is en hoe school daar het beste mee kan omgaan. Welke medicijnen gebruikt hun kind en wat moet de leerkracht doen als hun kind acuut benauwd is. Een informatiebrief met actuele informatie over de medische gesteldheid van het kind kan hierbij een hulpmiddel zijn. Zo'n brief is ook handig als er een keer een invalleerkracht voor de klas staat. In zo'n informatiebrief kunnen ook afspraken staan die tussen school en ouders gemaakt zijn over wie wat doet bij klachten (een stappenplan hoe te handelen in geval van acute benauwdheid). Het is aan te raden om een extra inhalator op school te leggen voor noodgevallen. Een leerkracht kan een kind stap voor stap helpen om meer verantwoordelijkheid te leren nemen. Hiervoor is het belangrijk dat ouders en leerkracht elkaar regelmatig spreken om van elkaars handelen op de hoogte te blijven. Als het astma van een kind goed onder controle is, heeft een kind op school weinig last van zijn of haar ziekte.

De klasgenoten informeren

Het is niet altijd een must om de klasgenoten te informeren over het astma. Zo lang een kind met astma op school weinig hinder ondervindt, is het in veel gevallen niet nodig om de klasgenoten op de hoogte te brengen. Mocht besloten worden om de klas toch over het astma te vertellen, dan is een spreekbeurt daarvoor een goede mogelijkheid. Het kind kan dan klassikaal uitleggen wat astma is en wat hij of zij daardoor allemaal moet doen en laten. De ervaring leert dat dit kinderen kan helpen om openlijk over hun ziekte te vertellen. Klasgenoten tonen naderhand vaak meer begrip als een kind een keer niet mee kan doen met gym of zijn inhalator op school moet gebruiken. Een ander voordeel is dat een kind als hij een spreekbeurt voorbereidt, zich gaat verdiepen in zijn of haar ziekte. Dit komt later het zelf 'managen' van de ziekte ten goede. Als een kind het te spannend vindt om voor de hele klas te spreken, of als er andere redenen zijn waarom een spreekbeurt geen goede optie is, dan kunnen er ook lespakketten ingezet worden die speciaal ontwikkeld zijn voor de groepen 1 tot en met 8 van het basisonderwijs (Ik heb 't, verkrijgbaar bij het Astma Fonds). In de hogere groepen en het voortgezet onderwijs is het maken van een werkstuk een goed alternatief. Klasgenoten adequaat informeren kan veel onbegrip, angsten en pestgedrag voorkomen.

Aanpassingen
Kinderen brengen veel tijd op school door. Daarom is het belangrijk dat een kind op school zo min mogelijk bloot wordt gesteld aan prikkels waar de gevoelige luchtwegen van een kind met astma sterk op reageren. Dit betekent ten eerste dat er op school goed moet worden schoongemaakt om de kans op huisstofmijt zo veel mogelijk te beperken. Verder dragen een gelijkmatige temperatuur, een goede ventilatie, afwezigheid van vocht- of schimmelplekken ook bij aan een goed klimaat in de klas. Een goed klimaat in de klas is niet alleen goed voor kinderen met astma, maar ook voor de andere kinderen en de leerkracht. Het verhoogt de leerprestaties. Daarnaast is het verstandig om geen dieren op school toe te laten. Dit is vaak een gevoelig onderwerp, omdat veel leerkrachten dieren op school juist toejuichen. Voor een kind met astma is contact met dieren echter veelal uit den boze.

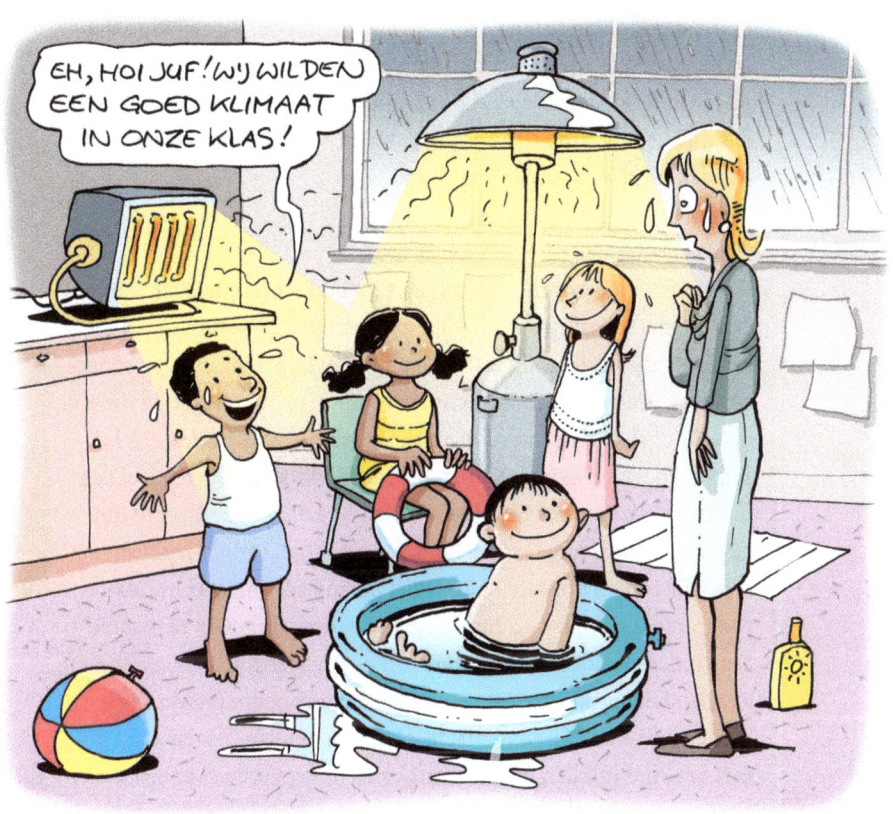

Omdat elk kind met astma reageert op andere prikkels, is het belangrijk om de leerkracht een lijstje te overhandigen met de specifieke prikkels waarop het kind met astma sterk reageert. Op die manier kan samen met de school gekeken worden hoe de blootstelling aan deze prikkels zo veel mogelijk geminimaliseerd kan worden. Bij een meisje met een sterke allergie voor graspollen werd bijvoorbeeld afgesproken om het gras rondom de klaslokalen op vrijdagmiddag te maaien als school al uit was. Bij een kind dat sterk reageerde op de huidschilfers van paarden werd een ander plekje in de klas gezocht, zodat ze niet meer naast het meisje zat dat thuis een paardenfokkerij had. Natuurlijk moet zoiets ook goed worden uitgelegd aan de leerlingen.

Extra ondersteuning
Voor een kleine groep kinderen met moeilijk behandelbaar astma is extra ondersteuning op school noodzakelijk. Dit betreft de groep kinderen die regelmatig last hebben van astma-aanvallen op school en thuis, veel schoolverzuim hebben vanwege hun astma, of die zich op school slecht kunnen concentreren omdat ze 's nachts slecht slapen door hun astma. Samen met de leerkracht en eventueel een intern begeleider kan bekeken worden hoe daar het best mee omgegaan kan worden. Gezamenlijk wordt er dan een individueel handelingsplan opgesteld. Zo is het belangrijk om naar het lesprogramma te kijken en hier mogelijk aanpassingen in te maken. Als kinderen vooral op het einde van de week veel school verzuimen, kunnen belangrijke toetsen en lessen aan het begin van de week komen te staan. Een remedial teacher kan gemiste lessen samen met het kind inhalen of nogmaals extra uitleg geven over een bepaald onderwerp.
Indien het kind ondanks de nodige aanpassingen toch een leerachterstand oploopt, kan een onderwijsconsulent met als aandachtsgebied chronisch zieke leerlingen meedenken. Zo'n consulent kan door school ingeschakeld worden. Voor een zeer beperkte groep kan een aanvraag voor leerlinggebonden financiering (het 'rugzakje') of plaatsing in het speciaal onderwijs een oplossing zijn. Hiervoor moet een kind aan een aantal criteria voldoen. Naast de diagnose astma moet een kind een leerachterstand hebben of minimaal 25% schoolverzuim en daarnaast moet de school kunnen

aantonen dat het kind te weinig vooruitgang boekt, ondanks de extra hulp die gedurende minimaal een half jaar geboden is. Meer informatie over de mogelijkheden en voorwaarden is te vinden op: www.onderwijsenhandicap.nl.

Voortgezet onderwijs en beroepskeuze
De overstap van de basisschool naar het voortgezet onderwijs is niet voor alle kinderen even gemakkelijk. De overgang van een relatief kleine, overzichtelijke school met een vaste groepsleerkracht naar een vaak veel grotere school met wisselende leerkrachten kan voor de nodige problemen zorgen, zeker als een kind astma heeft. Ook hierbij is het belangrijk dat ouders samen met hun kind overleggen wat de school precies wel en niet moet weten. Een mentor ziet de kinderen meestal elke week en is in de meeste gevallen een goed eerste aanspreekpunt. Indien een kind vanwege zijn of haar astma veel schoolverzuim heeft of wanneer er zich andere problemen voordoen, kan ook een coördinator leerlingenzorg ingeschakeld worden.

Bij de keuze van een vervolgopleiding of een beroep is het allereerst belangrijk om iets te kiezen wat past bij de interesses en mogelijkheden van het kind. Daarnaast moet gekeken worden naar de arbeidsomstandigheden. Er zijn beroepen die moeilijk te combineren zijn met astma, denk aan werken:
– in een stoffige omgeving of met sterk geurende materialen (bakkerij, kapperszaak);
– in een schimmelrijke omgeving (champignonkwekerij);
– met dieren (dierenarts, paardenfokker).

Daarnaast kunnen zaken als temperatuurwisselingen of zware fysieke arbeid (bijvoorbeeld in de bouw) het werken bemoeilijken. Omdat elk kind anders is en anders met zijn ziekte omgaat, is het in alle gevallen maatwerk. Het is dus belangrijk met de arts of astmaverpleegkundige te bespreken wat de mogelijkheden of onmogelijkheden zijn. Een korte stageperiode kan soms ook inzicht geven of een bepaald beroep wel of niet geschikt is.

4.4 Sporten en hobby's en een kind met astma

Bewegen? Juist wel!
Het is een wijdverbreid misverstand dat kinderen met astma niet kunnen of mogen sporten. Sporten en lichamelijk actief zijn is voor alle kinderen belangrijk om zich goed te ontwikkelen, maar helemaal voor kinderen met astma (zie ook paragraaf 3.2.1). Door lichamelijk actief te zijn verbetert een kind zijn uithoudingsvermogen, spierkracht (dus ook de ademhalingsspieren), snelheid, coördinatie en lenigheid. Het kiezen en vooral ook volhouden van een leuke sport zou dus eigenlijk bij elk kind in het behandelplan moeten staan. Behalve dat sporten fysiek goed is voor kinderen met astma, is sporten ook goed voor de sociaal-emotionele ontwikkeling van een kind. Sporten geeft kinderen zelfvertrouwen en doorzettingsvermogen, ze leren hun eigen grenzen kennen en verleggen en dat alles veelal binnen een sociale context. Leren omgaan met teleurstellingen na het verliezen van een partijtje voetbal hoort hier ook zeker bij. Op momenten dat het astma goed onder controle is, kunnen er zelfs met astma prestaties van wereldformaat geleverd worden. Bekende topsporters die ondanks astma vele medailles hebben gewonnen zijn onder anderen: Bart Veldkamp (schaatsen), Lornah Kiplagat (hardlopen) en Marleen Veldhuis (zwemmen).

Een sport kiezen
De keuze welke sport het geschiktst is voor kinderen met astma wordt voornamelijk bepaald door de interesses van het kind. Is het een echte teamspeler? Of houdt het kind van duursporten? Immers als het kind een sport leuk vindt, is het gemakkelijker vol te houden dan wanneer het kind elke week verplicht naar de training gestuurd moet worden. Er zijn maar weinig sporten die voor een kind met astma niet geschikt zouden zijn. Voorbeelden hiervan zijn paardrijden bij een allergie voor paardenschilfers, diepzeeduiken, of bergbeklimmen op grote hoogten. Als een kind bekend is met hooikoorts of andere allergieën, kan dit lastig zijn bij bepaalde buitensporten (zoals voetbal). Preventieve antiallergiemedicatie kan dan een oplossing zijn. De arts of de fysiotherapeut denken graag mee hoe het kind met plezier kan sporten.

Inspanningsastma
Indien een kind last heeft van inspanningsastma, wordt veelal geadviseerd om voor het sporten een of twee pufs van een kortwerkende luchtwegverwijder te nemen (ventolin). Deze medicijnen moet het kind ongeveer twintig minuten van te voren inhaleren. Daarnaast is het belangrijk om bij het sporten voldoende aandacht en tijd te besteden aan de warming-up, om de luchtwegen langzaam te laten wennen aan de luchtstroom. Inspanningsastma is zeker geen reden om niet te gaan sporten, wel kan het een reden zijn om een gespecialiseerde fysiotherapeut eens mee te laten denken over hoe het kind met inspanningsastma zo min mogelijk last heeft van zijn of haar astma.

De trainer informeren
Het is belangrijk dat de trainer en eventueel de gymdocent op de hoogte is van wat astma betekent voor een kind en hoe hij of zij moet

handelen als het kind tijdens het sporten ondanks de juiste voorbereidingen alsnog benauwd wordt. Indien ouders merken dat hun kind bij sporten en gymmen op school achterloopt bij gezonde leeftijdsgenootjes, is het belangrijk om dit te bespreken met de behandelend arts. Vaak is dan de behandeling nog niet helemaal geoptimaliseerd of is het verstandig om een gespecialiseerde fysiotherapeut in te schakelen.

Hobby's en muziek
Naast sporten zijn er allerlei andere hobby's die prima te combineren zijn met astma. Muziek maken geeft veel kinderen veel voldoening en met name een blaasinstrument is voor een kind met astma aan te raden.

4.5 Op vakantie met een kind met astma

Eindelijk, het schooljaar is afgelopen. Jeroen verheugt zich al weken op de grote vakantie. Hij gaat voor het eerst met zijn ouders en jongere broertje op vakantie. Als hij uit school komt, is zijn moeder al druk bezig de tassen in te pakken. Jeroen wist niet dat ze zoveel spullen nodig hadden voor twee weken vakantie! Jeroen wilde het liefst twee weken naar zijn oma op de boerderij, maar omdat Jeroen astma heeft, vonden zijn ouders dat geen goed idee (Jeroen is namelijk allergisch voor hooi en gras). Nu gaan ze naar de bergen. Vader heeft ergens gelezen dat er in de bergen weinig huisstofmijten voorkomen en bovendien houden ze allemaal erg van wandelen. Met oma heeft Jeroen afgesproken dat hij bij terugkomst zijn stempels laat zien van alle berghutten waar hij is geweest.

Vakantiebestemming en -verblijf
Bij het kiezen van een geschikte vakantielocatie kijken ouders samen met de kinderen natuurlijk allereerst naar wat hun wensen zijn. Het ene gezin houdt van zon, zee en strand en het andere gezin wandelt liever in de bergen. Omdat astma zo wisselt per persoon, is het moeilijk om te zeggen wat voor een individu met astma juist wel of niet goed is. Dit hangt af van de individuele kenmerken. Een kind dat sterk allergisch is voor gras- en boompollen kan in een bosrijke omgeving eerder klachten krijgen dan bijvoorbeeld aan zee. Het is waar, dat in de bergen boven de 1200 meter geen huisstofmijten voorkomen. Dat is ook de reden waarom sommige kinderen met moeilijk behandelbaar astma een tijdje opgenomen worden in het Nederlands astmacentrum in Davos, Zwitserland. Een skivakantie is voor veel kinderen met astma dan ook een prima invulling van hun vakantie. Wel moet rekening gehouden worden met de extreme temperatuurswisselingen (van warm naar koud) waar de luchtwegen op kunnen reageren. Bij een verblijf op extreme hoogte (boven de 3000 meter) is het verstandig om eerst te overleggen met de behandelend arts. Bij kinderen met astma die slecht onder controle is, kan de hoogte voor extra problemen zorgen doordat er minder zuurstof in de lucht aanwezig is en het risico op hoogteziekte (bergziekte) toeneemt.
Als de bestemming is bepaald, is het slim om van te voren te informeren naar de specifieke kenmerken van het vakantieverblijf zelf. Mag er gerookt worden? Zijn huisdieren toegestaan? Hoe wordt er schoongemaakt? In veel gevallen is het verstandig om je eigen (huisstofmijtwerende) dekbedhoezen, matrashoezen en kussenslopen mee te nemen.

Medicijnen op vakantie
Het is aan te raden dat ouders en kind op vakantie een medicijnpaspoort meenemen waarin de arts of apotheker de medicatie en dosering opgeschreven heeft. Hierbij is het belangrijk dat niet alleen de merknamen van de medicijnen opgeschreven worden, maar ook de werkzame stoffen in de medicijnen, zodat artsen of apothekers in het buitenland ook begrijpen welke medicatie het kind gebruikt. Indien een kind langere tijd weggaat of het astma slecht onder controle is, is het raadzaam dat ouders en kind van te voren contact opnemen met de behandelend arts. In sommige gevallen wordt dan extra medicatie meegegeven voor noodgevallen (zoals een stootkuur prednison). Een brief in het Engels van de behandelend arts kan veel problemen bij de douane voorkomen. Vooraf informeren welke artsen en ziekenhuizen in de buurt aanwezig zijn (en telefoonnummers noteren) kan veel stress besparen mocht het ondanks alle goede voorbereidingen toch niet goed gaan.

Vliegen
Indien het astma van een kind goed onder controle is, is vliegen naar de plaats van bestemming geen enkel probleem. Wel is het belangrijk om alle medicijnen (dus zowel de onderhoudsmedicatie als de kortwerkende luchtwegverwijders) in de handbagage mee te nemen. Op die manier leveren zoekgeraakte tassen en koffers geen extra problemen op. Daarnaast kan de lucht in het vliegtuig ijl en droog zijn. Hier kunnen de luchtwegen op reageren. Het is geen overbodige luxe om tijdens de vlucht een kortwerkende luchtwegverwijder onder handbereik te hebben.

Samenvatting

Astma bij een kind kan gevolgen hebben voor het dagelijks leven binnen en buiten het gezin. Van ouders wordt gevraagd dat zij een actieve rol spelen in de behandeling van hun zoon of dochter met astma. Het geduld en de veerkracht van broertjes en zusjes worden soms op de proef gesteld. Zij kunnen zich periodes zorgen maken over de gezondheid van hun broer of zus met astma. Op school moet rekening gehouden worden met het astma en ook sportbeoefening en vakanties brengen de nodige hobbels met zich mee. Echter, voor de meeste gezinnen met een kind met astma geldt dat de negatieve gevolgen van astma beperkt kunnen worden voor zowel het kind zelf als de overige gezinsleden, als leefregels in acht worden genomen, er op tijd hulp ingeschakeld wordt, er aandacht is voor broertjes en zusjes en er openlijk gecommuniceerd kan worden met behandelaars. De meeste kinderen met astma leiden dan ook een leven als ieder ander kind. Zij gaan naar school, hebben vriendjes en vriendinnetjes en zijn lid van een sportclub.

HOOFDSTUK 5
Leven met astma

5.1 Zelf je ziekte managen

Jose is moeder van drie kinderen. Haar oudste zoon heeft astma. Het eerste half jaar na de diagnose voelde Jose zich af en toe meer dokter dan moeder, maar nu na een half jaar gaat het gewone leventje weer z'n gangetje. De dagelijkse pufjes zijn net zo normaal geworden als tandenpoetsen.

Kinderen met astma worden gemiddeld zo'n twee tot vier keer per jaar gezien door een arts of longverpleegkundige. Dit betekent dat ouders en kind de overige 361 dagen de ziekte zelf moeten managen. Afhankelijk van de leeftijd van het kind berust deze taak geheel op ouders, is het een gedeelde verantwoordelijkheid, of doen jongeren dit helemaal zelf. Je eigen ziekte managen vraagt nogal wat van patiënten en hun gezin. Het betekent dat je allereerst heel goed moet weten wat astma is en hoe je in welke situatie moet reageren. Je wordt als het ware je eigen dokter. Maar het levert uiteindelijk ook veel op. Goed zelfmanagement vermindert symptomen, klachten en beperkingen en geeft patiënten en ouders het gevoel dat hun astma beheersbaar is. Aan zelfmanagement zijn verschillende aspecten te onderscheiden, die we hierna bespreken.

Kennis over astma en uitlokkende factoren
Allereerst is het natuurlijk belangrijk dat patiënten en hun ouders goed weten wat de aandoening specifiek in hun situatie inhoudt. Omdat astma zich bij iedereen anders uit, is specifieke informatie van de arts of verpleegkundige hier erg belangrijk. Pas als ouders en kinderen weten hoe de longen werken en wat er gebeurt tijdens een astma-aanval, kunnen ze begrijpen hoe de adviezen van de arts helpen om het astma beter onder controle te krijgen. Zolang ouders denken dat hun kind wel snel over zijn of haar astma heen groeit, zijn ze meestal onvoldoende gemotiveerd om zich aan een strak regime te houden. Ouders moeten dus goed voorgelicht worden over wat er kan gebeuren als astma niet goed behandeld wordt. Wat zijn de gevolgen en gezondheidsrisico's van onbehandeld astma? Welke ideeën en gedachten hebben ouders hierover en kloppen deze?

Kennis over de verschillende behandelingsvormen
Als een medicamenteuze behandeling wordt voorgeschreven, is het belangrijk om goed voorgelicht te worden over wat de medicijnen precies doen, hoe ze gebruikt moeten worden en wanneer. Het gebeurt nogal eens dat onderhoudsmedicatie (die gericht is op het verminderen van ontstekingen en het voorkomen van symptomen) verwisseld wordt met noodmedicatie (die gericht is op het tijdelijk verwijden van de luchtwegen tijdens een aanval van benauwdheid). Naast de uitleg van de behandelaar is het belangrijk dat kinderen en ouders hun eigen zorgen bespreekbaar maken. Het gebeurt regelmatig dat kinderen of ouders de voorgeschreven medicijnen niet gebruiken omdat ze bang zijn voor mogelijke bijwerkingen,

zoals achterblijven van groei of gewichtstoename. Achterblijvende groei is een bijwerking die bij een normale of lage dosis heel erg zeldzaam is. Zelfs bij kinderen die een hoge dosis inhalatiecorticosteroïden krijgen, komt groeivertraging slechts heel zelden voor. Ook gewichtstoename komt bij inhalatiecorticosteroïden zelden voor. Daar tegenover staat dat ernstig of slecht behandeld astma de groei juist kan vertragen, zoals dat bij elke chronische aandoening min of meer het geval is. De arts kan hier verder alles over vertellen.

Bij astmamedicijnen is het belangrijk dat ze op de juiste momenten en op de juiste manier worden ingenomen. Alleen uitleg hierover is niet voldoende, het gaat om de praktische vaardigheid. Daarom is het zo belangrijk dat ouders en kind tijdens de medische controles de medicijnen meenemen, zodat het kind kan laten zien hoe hij of zij inhaleert.

Naast medicijnen zijn ook leefregels een wezenlijk onderdeel van de behandeling. Het vermijden van bepaalde prikkels (sigarettenrook, allergische prikkels, weersomstandigheden en dergelijke) en een actieve, gezonde leefstijl zijn belangrijke pijlers onder de hedendaagse astmabehandeling. Ook hierbij is het belangrijk dat kind en ouders goed snappen hoe deze principes werken. Zo weten bijvoorbeeld veel ouders wel dat roken slecht is voor iemands longen, maar niet dat passief meeroken ervoor zorgt dat inhalatiecorticosteroïden niet goed opgenomen kunnen worden door de luchtwegen van het kind. Natuurlijk hoeven ouder of kind geen studie geneeskunde te volgen, maar specifieke kennis over de situatie voorkomt dat op basis van verkeerde ideeën keuzes worden gemaakt die op termijn negatieve gevolgen hebben voor de gezondheid en het dagelijks leven van het kind.

Er zijn verschillende onderzoeken die aangeven dat een uitgeschreven behandelplan voor thuis ervoor zorgt dat patiënten minder last hebben van hun astma. In zo'n behandelplan (een soort van stappenplan) staat voor elke situatie beschreven wat het kind of de ouders thuis kunnen doen om klachten onder controle te krijgen en te houden. Ook staat erin wie in welke situatie gebeld kan worden, inclusief telefoonnummers.

Symptoomperceptie
Omdat astma een wisselend karakter heeft, is het belangrijk dat het kind de signalen van zijn of haar eigen lichaam goed leert kennen. Welke signalen wijzen erop dat er een aanval op komst is en wat kan het kind op dat moment zelf doen? Bij kinderen onder de zes jaar kan dit nogal lastig zijn. Veel klachten zijn moeilijk te definiëren en kunnen met allerlei zaken samenhangen (dreinerig, humeurig, hangerig, buikpijn). Kleine kinderen zijn nog niet in staat om aan hun omgeving goed duidelijk te maken waar ze last van hebben. Dit maakt het voor ouders extra moeilijk. Veel ouders houden daarom voor zichzelf en de behandelaren een schrift bij waarin ze de klachten opschrijven, met daarbij wat het kind gedaan heeft. Na verloop van tijd kan zo een patroon ontdekt worden en kunnen de ouders steeds meer greep krijgen op de unieke signalen van hun kind. Als kinderen wat ouder worden, gaan ze zelf een steeds grotere rol spelen in hun behandeling en gaan ze zelf leren wat de signalen van hun lichaam voor betekenis hebben (we noemen dit symptoomperceptie). Soms wordt aan schoolkinderen of pubers een eenvoudig longfunctiemetertje meegegeven om de perceptie van de benauwdheid te verbeteren. Ook korte lijstjes om astmacontrole thuis te documenteren kunnen een handig hulpmiddel zijn.

Willen
Hoe goed bedoeld de adviezen van de dokters of verpleegkundigen ook zijn, uiteindelijk beslissen kinderen en hun ouders zelf wat ze er

thuis mee doen. Bij elke keuze worden hierin de voordelen afgezet tegen de nadelen. Als een patiënt astma heeft en daarbij een forse allergie voor paardenschilfers, geeft de arts gemakkelijk een advies om te stoppen met paardrijden. Als ouders thuis echter een paardenfokkerij hebben en hun hele leven dus in het teken van paarden staat, is dit advies in de praktijk moeilijk op te volgen. Bij keuzes lopen afwegingen over korte- en langetermijneffecten vaak door elkaar heen. Ouders weten vaak dat het op de lange termijn voor de gezondheid van hun kind erg belangrijk is om te stoppen met roken. Op de korte termijn levert dit echter vooral veel stress op voor de ouders zelf. Indien ouders deze afwegingen openlijk met de arts of verpleegkundige kunnen bespreken, komt dit de communicatie en behandeling ten goede. Alleen als afwegingen en twijfels over de behandelingsvoorschriften besproken worden, kunnen de arts en verpleegkundige meedenken over een mogelijke aanpak van praktische problemen.

Kunnen
De laatste stap in dit proces is het daadwerkelijk uitvoeren van de gemaakte plannen. Ook al weten kind en ouders waarom het belangrijk is om de medicijnen elke dag trouw te nemen, is het kind gemotiveerd en vindt hij of zij het niet vervelend (meer) om de medicijnen in het bijzijn van anderen te nemen, toch vergeten kinderen en ouders het regelmatig. Soms door de drukte van school, soms doordat er nog twee andere kinderen hun broodpakketjes ook op tijd mee moeten krijgen. Het is hierbij goed te weten dat veel ouders en hun kind er soms moeite mee hebben zich aan het behandelplan te houden. Nieuw gedrag aanleren heeft tijd nodig voor het een automatisme wordt. Soms helpt het om in het begin visuele of auditieve herinneringen in te bouwen (bijvoorbeeld een afstreeplijstje op de deur van de koelkast of een herinnering in de

mobiele telefoon) of door de medicatie te koppelen aan andere standaardhandelingen (bijvoorbeeld tandenpoetsen). Mocht het voor ouders en kind na een tijd nog steeds moeilijk blijven om zich aan het behandelplan te houden, dan is het raadzaam dit tijdig met de arts of verpleegkundige te bespreken. Je bent als ouder of kind zeker niet de enige! Soms hebben de arts of verpleegkundige nuttige tips die ze weer van andere patiënten hebben gehoord. Er zijn op internet ook de nodige forums waarop andere ouders en kinderen vertellen hoe ze erin slagen zich aan hun behandelplan te houden.

Elke leeftijd een nieuwe uitdaging
Bij heel jonge kinderen zijn ouders geheel verantwoordelijk voor het managen van de ziekte van hun zoon of dochter. Als kinderen ouder worden, verschuift deze verantwoordelijkheid steeds meer naar het kind zelf. Ouders krijgen meer en meer een coachende rol. Er zijn geen vaste leeftijden waarop kinderen bepaalde facetten van hun ziektemanagement zelfstandig uit moeten kunnen voeren. In de praktijk geldt wel dat kinderen die al op jonge leeftijd op een speelse manier geleerd hebben dat zij zelf verantwoordelijk zijn voor hun behandeling hier later vaak minder problemen mee ervaren. Vanaf heel jonge leeftijd kunnen kinderen al gecomplimenteerd worden als zij goed meewerken tijdens het inhaleren. Zodra kinderen merken dat ze baat hebben bij medicatie, vragen ze vaak zelf al om hun inhalator. Ouders kunnen dit gedrag van hun kind stimuleren. Vanaf een jaar of 7 à 8 kunnen en willen de meeste kinderen al actief meedenken over hun behandeling. Dit is ook de leeftijd waarop ze graag meer willen weten over hoe hun lichaam werkt en wat hun longen doen. In kindertaal met eenvoudige tekeningen kunnen ouders hun kinderen hier uitleg over geven.
Zodra kinderen de overstap maken naar het voortgezet onderwijs breekt er een nieuwe periode aan. Pubers zijn bezig om hun eigen

weg en toekomst uit te stippelen. Vrienden en leeftijdgenoten nemen een belangrijke plaats in en jongeren willen vooral zo 'gewoon' mogelijk zijn. Astma met de bijbehorende doktersvoorschriften past hier vaak niet goed in. Deze periode wordt bij veel jongeren dan ook gekenmerkt door frequente klachten (die ze zelf meer dan eens bagatelliseren) en conflicten met het thuisfront over het wel of niet nemen van medicatie, een ongezonde leefstijl en roken. Van ouders wordt in deze periode gevraagd dat ze enerzijds hun zoon of dochter los laten op weg naar zelfstandigheid, maar dat ze anderzijds ook een veilige haven zijn op momenten dat dingen net niet lopen zoals hun zoon of dochter zou willen. Het is een bekend fenomeen dat hoe meer ouders proberen de teugels kort te houden, hoe meer weerstand en ruzies er ontstaan. De kunst in deze moeilijke periode is dan ook dat ouders enerzijds een vertrouwensband met hun kind houden en anderzijds respecteren dat hun kind af en toe beslissingen neemt die zijn of haar gezondheid niet per se ten goede komen. De meeste jongeren leren in deze periode juist door vallen en opstaan om zelfstandig keuzes te maken en wat hiervan de gevolgen zijn voor zichzelf en voor hun gezondheid.

5.2 Therapietrouw

'Soms word ik er zo moe van. Dan denk ik: waarom moet ik nou altijd die stomme pufs nemen en kan ik niet net zoals alle anderen uit mijn klas ook gewoon zonder medicijnen. Maar als ik dan weer een paar dagen mijn onderhoudsmedicatie niet genomen heb en merk dat ik met hockeyen de tegenstander niet bij kan houden, dan ben ik toch wel weer gemotiveerd om mijn medicijnen trouw elke dag te nemen.'

Veel kinderen, jongeren maar ook veel ouders vinden het moeilijk zich dag in dag uit 24 uur per dag aan de voorschriften van de dokter te houden. Er zijn veel onderzoeken waaruit blijkt dat minder dan 50% van de astmapatiënten de adviezen van de dokter volledig opvolgt. Dit leidt ertoe dat bij veel kinderen en jongeren het astma slechter onder controle is dan mogelijk. Hierdoor hebben zij alsnog regelmatig last van aanvallen. Veel wetenschappers hebben zich al afgevraagd hoe het komt dat, ondanks de goede medicatie die er tegenwoordig is, zich nog zoveel patiënten niet houden aan het gegeven gezondheidsadvies. Het antwoord op deze vraag is niet eenvoudig en hangt samen met verschillende factoren. Hieronder een lijst met veel voorkomende redenen voor therapieontrouw:

- De dokter of verpleegkundige was niet duidelijk genoeg over wat het advies precies is.
- De adviezen zijn complex en kosten veel tijd om uit te voeren.
- De adviezen zijn moeilijk in te passen in het dagelijkse leven.
- De behandeling moet langdurig worden volgehouden.
- Kinderen en/of ouders maken zich zorgen over de mogelijke bijwerkingen van medicatie.
- Kinderen en/of jongeren schamen zich om een puf te nemen waar andere kinderen bij zijn.
- Ouders denken dat hun kind wel over het astma heen groeit.
- Kinderen en/of ouders onderschatten de symptomen.

Omdat een kind met astma niet direct merkt dat hij of zij de onderhoudsmedicatie niet genomen heeft, is het moeilijker om deze elke dag in te nemen. Het kind profiteert er immers niet direct van, het resultaat treedt pas op de langere termijn op. Een paracetamol tegen hoofdpijn wordt minder snel vergeten, omdat er op het moment zelf pijn is en het medicijn direct verlichting geeft. Op dezelfde manier werkt het bij astmamedicatie: luchtwegverwijdende medicatie wordt

veel trouwer genomen dan onderhoudsmedicatie, omdat het effect van deze laatste medicatie niet direct te merken is.
Bovendien hebben kinderen en jongeren een ander tijdsbesef dan volwassenen. Hierdoor leven ze veelal veel meer in het hier en nu, wat het nemen van medicatie om benauwdheid in de toekomst te voorkomen alleen maar moeilijker maakt.

Therapietrouw stimuleren
Om therapietrouw bij kinderen te verbeteren zijn enkele punten van belang. Allereerst moeten kinderen, jongeren en ouders goed weten wat astma is en hoe de longen werken. Kinderen, jongeren en ouders leren dit niet door één keer naar de dokter of verpleegkundige te luisteren. Het echt weten en begrijpen wat astma is, heeft een langere tijd nodig en veel herhaling. Er zijn veel hulpmiddelen die hierbij van pas kunnen komen. Zo is er onlangs een cd-rom voor kinderen verschenen genaamd *Astma, hebben wij dat?*, van de stichting Artsen voor kinderen. Pas als kinderen, jongeren en ouders goed weten wat astma is, kunnen ze begrijpen hoe astma het beste behandeld kan worden en vooral ook welke rol ze hierin zelf kunnen spelen. Natuurlijk dient de informatie altijd afgestemd te zijn op het ontwikkelingsniveau en de belevingswereld van het kind.
Therapietrouw kan bij kinderen en jongeren ook bevorderd worden door inzichtelijk te maken wat er beter gaat als ze hun medicijnen elke dag innemen. Dat hun astma dan beter onder controle zal zijn, is voor veel kinderen te abstract. Waar ze zich veel meer bij voor kunnen stellen is dat ze beter kunnen voetballen, sneller kunnen zwemmen, weer gewoon mee kunnen doen met de gym enzovoort. Elk kind is anders, dus ook hierin is het belangrijk dat ouders samen met hun kind zoeken naar wat het hem of haar oplevert als hij of zij trouw de medicatie neemt. Bij oudere kinderen zit het voordeel er soms ook gewoon in dat hun ouders minder zeuren als ze zelf

meer verantwoordelijkheid nemen over hun medicatie en dat ze eerder als volwassene behandeld zullen worden. Als ouders zien dat hun zoon of dochter zijn gezondheid serieus neemt, hebben ze er in veel gevallen ook minder moeite mee om ook op andere terreinen de teugels wat te laten vieren. Een moeder zei eens: 'Een half jaar geleden mocht ze van mij nog echt niet op zaterdagavond de stad in. Ze was zo slordig met haar medicijnen en nam haar gezondheid niet serieus. Nu dat verbeterd is, vertrouw ik er ook op dat ze op andere terreinen haar afspraken nakomt.' Bij jonge kinderen kan gewenst gedrag (medicatie innemen) gestimuleerd worden door dit gedrag expliciet te versterken, of extra aandacht te geven aan dit gedrag. Dit kan door sociale versterkers (een compliment, een dikke duim en dergelijke), immateriële versterkers (bijvoorbeeld na het puffen samen nog even een boekje lezen) en materiële versterkers (bijvoorbeeld na het puffen een klein snoepje, een sticker of een lekker toetje).

Ook een beloningssysteem kan bij jonge kinderen ingezet worden om ze stap voor stap nieuw gedrag aan te leren, zoals dagelijks zelf aan de onderhoudsmedicatie denken. Ouders, kind en soms de behandelaar maken dan concrete afspraken over wie, wat, waar en wanneer doet. Het is belangrijk om deze afspraken samen te maken, tot in detail uit te werken en het kind er actief bij te betrekken. Elke keer als het kind zich aan een afspraak houdt, mag het bijvoorbeeld een sticker plakken of een stempel zetten. Bij een van te voren afgesproken aantal stickers of stempels volgt er een samen bedachte beloning. Deze beloning is natuurlijk afhankelijk van de interesses van het kind en kan variëren van een keer wat langer opblijven tot uitkiezen wat er op zondag gegeten wordt. Belangrijk aandachtspunt is dat een beloningssysteem een hulpmiddel is om nieuw gedrag aan te leren. Is het nieuwe gedrag onderdeel geworden van het dagelijkse doen en laten, dan verliest het beloningssysteem zijn kracht. Dat is eveneens het geval als de beloning te lang gebruikt wordt, niet is afgestemd op de vaardigheden, mogelijkheden en interesses van het kind, of als steeds dezelfde beloning wordt gebruikt. Daarnaast is het aan te raden om stappen langzaam op te bouwen zodat een kind succeservaringen op kan doen. Wie meer wil weten over het bevorderen van zelfmanagement bij kinderen of het aanleren van nieuw gedrag bij kinderen, raden wij aan het boek te lezen van Marga Schiet: *Gewoon een bijzonder kind, Praktische informatie over het opvoeden van chronisch zieke kinderen.*

Indien het met bovenstaande tips niet lukt om de behandeling thuis goed vorm te geven, is de eerste stap om samen met een arts of verpleegkundige na te gaan waarom het niet goed lukt. Welke belemmeringen zorgen ervoor dat de adviezen niet goed zijn in te passen in het leven van alledag? Het bijhouden van een dagboek kan soms een hulpmiddel zijn om hier meer inzicht in te krijgen. Soms zijn het namelijk de (op het oog) kleine dingen die kinderen of ouders denken, voelen of doen, die een adequate behandeling in de weg staan. Een medisch psycholoog gespecialiseerd in kinderen en jeugdigen is op dit terrein deskundig en kan een belangrijke rol spelen om de belemmeringen die de behandeling thuis in de weg staan zichtbaar te maken en naar oplossingen te zoeken.

5.3 Coping

Hoe astma een plek krijgt in het alledaagse leven, is voor ieder kind en iedere jongere anders. Uiteindelijk is het doel dat kinderen en jongeren met astma hun ziekte zo onder controle hebben, dat het een onderdeel is van hun leven in plaats van dat het astma hun leven bepaalt. Bij de een gaat dat makkelijker dan bij de ander. Dit heeft te maken met verschillende factoren. Natuurlijk speelt de ziekte zelf hier een grote rol in: een relatief lichte vorm van astma is niet te vergelijken met een ernstige vorm van astma. Toch zegt dit niet alles. Uit onderzoek komt vaak naar voren dat de ernst van de aandoening een slechte voorspeller is van de ervaren kwaliteit van leven.

Over het omgaan met chronische ziekten is veel geschreven. Vaak wordt in dit verband de term coping gebruikt. Coping betekent in het Engels letterlijk: het hoofd bieden aan. Het verwijst naar hoe mensen omgaan met vervelende en stressvolle gebeurtenissen, zowel vanuit gedragsmatig oogpunt (wat iemand doet) als vanuit cognitief oogpunt (hoe iemand over zijn situatie denkt) en emotioneel oogpunt (hoe iemand zich in een bepaalde situatie voelt). Er zijn verschillende stijlen van coping die iemand kan hanteren. De ene stijl is niet direct beter of slechter dan de andere, maar de ene stijl is in sommige situaties wellicht wel effectiever dan de andere. Het ene kind met astma durft door zijn astma niks meer te ondernemen, waardoor alles in het teken van astma komt te staan. Een ander kind met astma kan de ziekte geheel ontkennen en zijn kop in het zand steken. In beide situaties zal de uiteindelijke impact van astma op het dagelijks leven groter zijn dan nodig. In het eerste voorbeeld omdat het kind als gevolg van zijn of haar astma zich meer afsluit van alledaagse activiteiten dan voor haar of zijn gezondheid nodig is. In het tweede voorbeeld omdat het kind waarschijnlijk onvoldoende rekening houdt met uitlokkende prikkels en de medicatie vaak minder trouw inneemt, met als resultaat een slechtere astmacontrole met meer aanvallen. Een gulden middenweg vinden tussen altijd of nooit aan astma denken bij dagelijkse activiteiten levert uiteindelijk op de langere termijn vaak het beste resultaat op, als men kijkt naar kwaliteit van leven van het kind of de jongere. De gulden middenweg is dan: erkennen dat er zaken zijn waarmee rekening gehouden moet worden, maar tegelijkertijd ook stil staan bij al die dingen die het kind wel kan.

Bij kinderen is de manier waarop ze met hun astma omgaan, afhankelijk van de leeftijdsfase waarin ze zitten en natuurlijk ook van hoe hun ouders en andere gezinsleden hiermee omgaan. Het komt bijvoorbeeld regelmatig voor dat pubers zich gaan schamen voor hun aandoening en hun astma gaan ontkennen, waardoor ze onvoldoende voor zichzelf zorgen en ze uiteindelijk alleen maar meer last krijgen van hun astma. Periodes van totale ontkenning van de ziekte en totale beheersing door de ziekte wisselen elkaar af en kunnen in allerlei gradaties voorkomen. De manier waarop ouders hiermee omgaan, heeft invloed op de frequentie en heftigheid waarin deze periodes optreden. Indien ouders zich veel zorgen maken over de ziekte van hun kind, kunnen zij dit onbedoeld ook overbrengen op hun kind en hiermee de manier waarop hun kind omgaat met de aandoening negatief beïnvloeden. Ouders die zelf een actieve stijl van coping hanteren (bijvoorbeeld oplossingsgericht in plaats van emotiegericht), zullen dit in veel gevallen ook overdragen op hun kind. Als het kind moet leren om goed om te gaan met astma, is het belangrijk dat de ouders hierin een rolmodel zijn voor hun kind. Een woord dat psychologen veel gebruiken voor het proces dat hierboven beschreven staat, is adaptatie. Hiermee wordt bedoeld dat de patiënt voor de taak staat om zich aan te passen (coping) aan een nieuwe situatie (die met astma telkens weer kan veranderen) om te komen tot een optimale balans tussen enerzijds de ziekte en anderzijds wat de patiënt daarmee doet, van denkt en bij voelt.

5.4 Psychologie en astma

Guus (12) is altijd de laatste die gekozen wordt met gym. Hij heeft astma en raakt in paniek als hij zich benauwd voelt. Hij gaat daarom vaak snel aan de kant zitten. De gymleerkracht zegt hem dat hij zich niet zo moet aanstellen en dat astma vooral tussen je oren zit. Hoe zit dit nu precies?

Vroeger werd aangenomen dat astma tussen de oren zat. Het was een *psychosomatische aandoening*. Tegenwoordig weten we gelukkig beter. Astma is een chronische, lichamelijke aandoening waarbij fysiologische of lichamelijke processen (vooral ontstekingen) een belangrijke rol spelen. De luchtwegen van iemand met astma zijn gevoeliger voor verschillende prikkels dan de luchtwegen van een gezond persoon. Toch spelen er bij astma diverse psychologische processen een belangrijke rol. Psychologie gaat namelijk over wat je denkt (cognities), wat je voelt (emoties) en wat je doet (gedrag). Deze drie componenten zijn nauw met elkaar verbonden en kunnen elkaar versterken. Vaak zijn ze gekoppeld aan allerlei lichamelijke sensaties. Hiervan zijn allerlei voorbeelden te geven. Wanneer iemand schrikt, gaat zijn of haar hartslag omhoog, gaat hij of zij sneller ademhalen en neemt zijn of haar concentratie toe. Dat is maar goed ook, want op deze manier bereidt het lichaam zich voor op dreigend onheil. Angst is een primaire emotie, die de mens in eerste instantie beschermt. Angst kan echter ook een vervelend verschijnsel zijn in situaties die als bedreigend ervaren worden, maar die in werkelijkheid niet (meer) bedreigend zijn. Bij astma komt dit nogal eens voor. Een aanval van benauwdheid kan zeer beangstigend zijn. Kinderen en jongeren kunnen op zo'n moment denken dat ze te weinig lucht krijgen en stikken. Deze gedachte (cognitie) leidt tot angst (emotie) en in sommige gevallen zelfs tot paniek. Deze emotie verstoort de ademregulatie met als resultaat dat patiënten nog sneller en hoger zullen gaan ademhalen (gedrag). Hierdoor wordt het gevoel van benauwdheid versterkt, waardoor de angst verder toe kan nemen. Op deze manier kan een vicieuze cirkel ontstaan die door de eigen gedachten en gevoelens in stand wordt gehouden.

Situaties die als heel vervelend ervaren worden, worden goed vastgelegd in het geheugen van kinderen. Die negatieve herinneringen kunnen naar boven komen in een volgende, vergelijkbare situatie. Op deze manier leren kinderen heel goed op hun lichaam te letten. Aan de ene kant is dit natuurlijk goed, maar aan de andere kant bestaat zo het gevaar dat allerlei situaties die niet gevaarlijk zijn, vermeden worden omdat ze doen denken aan een eerdere situatie waarin een kind ernstig benauwd is geweest. Kinderen gaan hierdoor bijvoorbeeld vaak lichamelijke inspanning mijden. Het normale hijgen na een potje voetbal wordt dan verkeerd geïnterpreteerd als een komende aanval. Op de korte termijn is het vermijden van lichamelijke inspanning voor kinderen ontzettend effectief. Ze voorkomen immers dat ze zich benauwd gaan voelen. Op de langere termijn is het echter sterk contraproductief. Ze zullen steeds minder gaan ondernemen, krijgen steeds minder vertrouwen in hun eigen lichaam en hebben het idee dat ze steeds minder controle hebben over wat ze voelen. Dit proces wordt nog eens versterkt doordat de conditie van kinderen achteruit gaat als ze minder ondernemen, waardoor ze steeds sneller een gevoel van benauwdheid zullen krijgen bij inspanning. Een kind leert op deze manier onterecht dat inspanning leidt tot benauwdheid en het beste vermeden kan worden. Ook hier is dan de vicieuze cirkel weer rond.

5.5 Psychosociale problemen en astma

Anne heeft een paar maanden geleden een heftige eerste astma-aanval gehad in het bijzijn van vriendinnetjes op school. Ze is hier destijds erg van geschrokken en is bang dat dit nog een keer zal gebeuren. Ze is vooral bang dat andere kinderen haar raar of stom vinden. Sinds die eerste aanval vermijdt Anne het liefst activiteiten buitenshuis. Ze nodigt steeds minder vriendinnetjes uit om te komen spelen en gaat zelf nergens meer naartoe. Eerder ging ze altijd met veel plezier naar het voetbalveld, maar daar durft ze de afgelopen weken niet meer heen. Annes moeder weet niet goed hoe ze Anne het beste kan begeleiden.

Enerzijds zijn er psychosociale problemen die een gevolg zijn van astma (zoals in bovengenoemd voorbeeld), anderzijds zijn er psychosociale problemen die een goede behandeling van astma in de weg kunnen staan (zoals in het onderstaande voorbeeld van Erik).

De ouders van Erik (13) zijn gescheiden toen hij 11 was. Erik zit op het voortgezet speciaal onderwijs. Erik heeft al langere tijd moeite om zich te concentreren en is snel afgeleid. Hij is erg impulsief en is constant in beweging. Erik heeft ADHD. Zijn moeder vindt het tijd worden dat Erik zelf aan zijn medicijnen denkt. Zijn vader denkt daar heel anders over en herinnert Erik er vaak aan dat hij zijn puf nog moet nemen.

Psychosociale problemen komen bij kinderen en jongeren met astma meer voor dan bij gezonde leeftijdgenoten. Bij psychosociale problemen kan gedacht worden aan een heel scala van problemen: je bang voelen (angst), verdrietig zijn, je moeilijk kunnen concentreren, maar ook meer externaliserende problemen (naar buiten gerichte problemen) zoals gedragsproblemen en moeite hebben om vriendjes te maken en vriendschappen te onderhouden.

Het is belangrijk om bij kinderen en jongeren met astma bedacht te zijn op psychosociale problemen. Enerzijds omdat uit onderzoek blijkt dat kinderen met astma een verhoogd risico hebben voor psychosociale problemen en anderzijds omdat psychosociale problemen de medische behandeling soms flink in de weg kunnen staan.

Enkele voorbeelden: Een kind dat sociaal angstig is, zal meer moeite hebben om zich thuis te voelen in een sportclub. Een jongen met ADHD die moeite heeft om zaken te organiseren en te plannen, vergeet regelmatig zijn medicatie. Een meisje met veel opstandig (oppositioneel) gedrag thuis kan ook vaak in de clinch liggen met haar ouders over het gebruik van de onderhoudsmedicatie. Een kind met een depressie neemt de medicatie helemaal niet meer omdat ze de hoop op verbetering heeft verloren en er geen heil meer in ziet. Zowel voor ouders als voor behandelaars is het belangrijk om psychosociale problemen in een vroeg stadium op te sporen en bespreekbaar te maken. Samen met het kind kan er dan gezocht worden naar een oplossing. In sommige gevallen is het benoemen en bespreken van de problemen al een opluchting en wijst zo'n gesprek al in de richting van een oplossing. In andere gevallen kan een doorverwijzing naar een specialist een goed alternatief zijn. Binnen een ziekenhuis bestaat er vaak de mogelijkheid om een consult met de kinderpsycholoog van de afdeling Medische Psychologie aan te vragen. In andere gevallen kan er samen met de arts gezocht worden naar een juiste doorverwijzing (bijvoorbeeld naar Bureau Jeugdzorg, de jeugd-GGZ, de kinderpsychiatrie of een particuliere instelling). Het voordeel van een medisch psycholoog binnen hetzelfde team is dat deze vaak medisch inhoudelijk goed onderlegd is en korte lijntjes heeft met de betrokken behandelaar.

5.6 Contacten met het behandelteam

Samenwerking is bij astma het sleutelwoord. Een optimale samenwerking tussen patiënten, ouders en behandelaars is essentieel. Uit allerlei onderzoeken blijkt hoe belangrijk het is dat patiënten en ouders samen met behandelaars een gedeelde regie voeren over een behandelplan en hierover open communiceren. Astma is een chronische aandoening, maar zeker bij kinderen en jongeren verandert er veel in hoe astma zich uit gedurende verschillende leeftijdsfasen.

Samenvatting
Astma is de meest voorkomende chronische aandoening op de kinderleeftijd. De longen van een kind met astma zijn abnormaal gevoelig voor allerlei prikkels. Astma zit dus zeker niet tussen de oren, maar is een lichamelijke aandoening. Echter, psychosociale problemen kunnen astma wel nadelig beïnvloeden. Het is daarom belangrijk om bij kinderen met astma niet alleen oog te hebben voor hun fysieke gezondheid, maar ook voor hun psychosociaal welbevinden.

Astma is een aandoening waarbij een groot beroep gedaan wordt op de vaardigheden van het kind en diens ouders om de ziekte zo goed mogelijk te managen. Kinderen en ouders moeten voldoende weten over wat astma is en wat de behandelingsmogelijkheden zijn. Een goede en herhaalde uitleg van de arts of astmaverpleegkundige, aangepast aan de specifieke situatie van het kind, is hierbij erg belangrijk. Alleen 'weten' is niet genoeg. Kinderen en ouders moeten daarnaast ook gemotiveerd zijn om zich aan de soms ingewikkelde of vervelende adviezen van de arts te houden. Tenslotte moeten ze ook de vaardigheden hebben om de adviezen toe te passen in het leven van alledag. Al deze factoren bij elkaar optellend is het geen wonder dat in veel gevallen medische adviezen niet (geheel) opgevolgd worden. En dat is betreurenswaardig, juist omdat we weten dat de meeste kinderen die zich goed aan de adviezen van de arts kunnen houden weinig last hebben van hun astma en minimaal beperkt worden in hun dagelijkse leven. Open communicatie tussen kinderen, ouders en behandelaars kan de therapietrouw bevorderen. Samen kunnen zij zoeken naar manieren om de kwaliteit van leven van kinderen met astma en hun gezinsleden te optimaliseren. De ene keer betekent dit extra aandacht besteden aan de zorgen van ouders over bijwerkingen van medicatie. De volgende keer wordt geprobeerd de symptoomperceptie van het kind te verbeteren en in weer een ander geval is het belangrijk om het kind te wapenen tegen vervelende reacties van klasgenoten.

Websites, boeken, referenties

Astma algemeen

www.astmafonds.nl
Zeer uitgebreide website, met veel informatie over astma bij kinderen. Het Astma Fonds is zowel een fonds als een patiëntenvereniging. Het behartigt de belangen van mensen met astma en COPD door informatie te geven, wetenschappelijk onderzoek te subsidiëren en de zorg te verbeteren.

www.deluchtballon.nl
De luchtballon is een stichting die therapeutische vakantiekampen organiseert voor kinderen met astma.

www.astmatest.nl
Website van het Astma Fonds waarop je online kunt testen of je astma goed onder controle is.

www.astmaproject.nl
Website met een heldere instructieve video in verschillende talen over de behandeling van acuut astma bij kleine kinderen.

www.cyberpoli.nl/astma/
De cyberpoli is een ontmoetingsplaats voor kinderen en jongeren met astma.

www.longzorgmeter.nl
Website waarop zorgverleners voor chronische longziekten gevonden en gewaardeerd kunnen worden; een initiatief van het astmafonds.

Griffioen RW, Zijverden J van, Nierop JC van. Kinderen en cara. Vragen over Astma en Bronchitis (315 pagina's). Meppel: Uitgeverij Boom, herziene editie, 2000.

Groot H de. Kinderen en allergie, overgevoelig voor insecten, voedsel, pollen e.a. (96 pagina's) Utrecht: Kosmos Uitgevers, 2010.

Roken

www.stivoro.nl
Stivoro is het expertisecentrum voor tabakspreventie.

Bewegen

www.sportiefbewegen.nl
Website met als doel om mensen met een chronische aandoening te informeren over de positieve effecten van sport en bewegen.

www.fitkids.nl
Fitkids is een speciaal fitness- en oefenproject voor kinderen van 6 tot 18 jaar met een chronische ziekte, beperking of langdurige aandoening. Bij Fitkids kunnen ze ziekte en isolement doorbreken en onder professionele begeleiding trainen en bewegen in een stimulerende omgeving. Veel kinderen maken daarna de overstap naar een reguliere sportclub of vereniging.

Psychologie en astma

Vercoulen JHMM, Kalkman JS, Servaes P. Longziekten: een complexe interactie tussen de fysiologische stoornis en gedragsfactoren. *Gedragstherapie* 2008;41:51-63.

Kaptein AA, Erdman RAM, Prins JB, Wiel HBM van de (red). *Medische psychologie*. Houten: Bohn Stafleu van Loghum, 2006.

Schiet M. *Gewoon een bijzonder kind, praktische informatie over het opvoeden van chronisch zieke kinderen*. Utrecht: NIZW Uitgeverij, 1998.

Kinderboeken over astma

Hollander V den. *Hanna, een heksje met astma* (46 pagina's). Houten: Unieboek, 1997.

Kliphuis C. *De astma van Alex, als je soms moeite hebt met ademen* (63 pagina's). Amsterdam: Uitgeverij Sjaloom, 2004.

Linders J. *Puf en Kuchje in het vlinderbos* (96 pagina's). Alkmaar: Uitgeverij Kluitman, 2009.

Overig

www.brusjes.nl
Website speciaal voor broers en zussen van kinderen met een ziekte en/of een handicap.

www.onderwijsenhandicap.nl
Website met informatie over het aanvragen van een leerling gebonden financiering, het zogenaamde rugzakje.

www.mee.nl
Stichting MEE is een organisatie die ouders kan ondersteunen bij de opvoeding en ontwikkeling van kinderen met een beperking of chronische ziekte.

www.kindenziekenhuis.nl
Stichting Kind en Ziekenhuis heeft tot doel het welzijn te bevorderen van het kind voor, tijdens en na een opname in het ziekenhuis.

Over de auteurs

Dr. Peter Merkus (1960) studeerde geneeskunde in Antwerpen en Rotterdam. Hij promoveerde in 1993 cum laude in Leiden op een onderzoek naar de groei van de longen en luchtwegen bij kinderen met astma. Vervolgens volgde hij de specialisatie tot kinderarts en de subspecialisatie tot kinderarts-pulmonoloog in het Sophia Kinderziekenhuis te Rotterdam. Van 1993 tot 2007 was hij daar als staflid werkzaam op de afdeling Kinderlongziekten. Sinds 2007 is hij verbonden aan het UMC St Radboud te Nijmegen, waar hij hoofd is van de subafdeling Kinderlongziekten.

Drs. Marijke Tibosch (1982) studeerde geneeskunde in Maastricht. Na het behalen van haar doctoraal (cum laude) is zij pedagogische wetenschappen gaan studeren in Leiden, waar zij in 2006 (eveneens cum laude) haar mastertitel behaalde. Vervolgens is zij korte tijd werkzaam geweest binnen de kinderrevalidatie. Van 2008 tot en met 2009 volgde zij de postdoctorale opleiding tot gezondheidszorgpsycholoog, met als aandachtsgebied kinderen en jeugdigen. Sinds 2007 is zij verbonden aan de afdeling Medische Psychologie, sectie Kinderen en Jeugdigen van het UMC St Radboud te Nijmegen. Zij werkt voor de subafdeling Kinderlongziekten zowel op het UMC St Radboud als ook in het Universitair Centrum voor Chronische Ziekten Dekkerswald te Groesbeek.

Als leden van een multidisciplinair team werken beide auteurs sinds 2008 onder andere in het Regionaal Astma en Allergiecentrum voor Kinderen (RAAcK). Dit is een samenwerkingsverband tussen het UMC St Radboud, het Canisius-Wilhelmina Ziekenhuis en het Universitair Centrum voor Chronische Ziekten Dekkerswald.
Het team bestaat uit vijf kinderlongartsen, een verpleegkundig specialist, een longverpleegkundige, een orthopedagoog/GZ-psycholoog, een diëtiste en twee fysiotherapeuten, is werkzaam op drie locaties en heeft vaste consulenten voor de kinderdermatologie en kinderallergologie.

Kinderen kunnen worden verwezen door huisartsen, kinderartsen en andere specialisten.

Het doel van RAAcK is alle zorg te bieden die nodig is voor kinderen met astma, astma-achtige aandoeningen, hyperventilatie en andere ademhalingsstoornissen, (voedsel) allergie en eczeem. Daarbij wordt veel extra aandacht besteed aan de therapietrouw en de psychosociale aspecten van deze aandoeningen bij deze kinderen en hun directe omgeving. Elk van de drie locaties heeft een specifieke specialisatie door de concentratie van expertise en de invulling van het multidisciplinaire team.

Register

A
adaptatie 96
afname van de lengtegroei 60
allergenen 14, 22, 24, 41
allergie 20
allergieonderzoek 40
ambrosia 25
anamnese 17, 34
angst 35
aspecifieke luchtwegprikkelbaarheid 15
astma-aanval 13, 17, 62, 67, 71
astmabehandeling 49
astmacontrole 49
astmacontroletest 38

B
behandeling van astma 58
behandelteam 63
benauwdheid 13, 16, 34, 59
benauwdheidsaanval 61
beroepskeuze 77
bewegen 49
bijwerkingen 20, 54, 58, 85
bijwerkingen van inhalatiecorticosteroïden 60
bijwerkingen van luchtwegverwijders 60
bloedonderzoek 40
borstvoeding 27
broer 70
bronchitis 32
brussen 70

C
chronische ziekte 15
combinatiepreparaten 59
coping 94

D
DA 56
disfunctionele ademhaling 45
dosering 20
dosisaerosol met voorzetkamer 56
duif 52

E
eczeem 29
emotie 19

G
graspollen 22
griep 64
griepvaccinatie 64

H
heesheid 60
hobby 78
hoesten 33, 36
hond 52
hooikoorts 24
huidpriktest 40
huisarts 33
huisdieren 52
huisstofmijt 26
huisstofmijtallergie 19, 26
hulpademhalingsspieren 17
hygiënehypothese 29
hyperventilatie 16, 45

I
ICS 58
inademing 35
inhalatiecorticosteroïden 58, 59
inhalatietechniek 55
inhaleren 18
inspanningsastma 79

K
kat 52
kinderdagverblijf 33
KNO 43
koemelkeiwit 27
kortademigheid 13, 15, 16, 23, 32, 35, 49

L
leefregels 18, 45, 49, 54, 63
leerlinggebonden financiering 76
lichamelijk onderzoek 38
longdosis 54
longfunctie 23
longfunctieonderzoek 18, 42
luchtvervuiling 22, 28

luchtweginfectie 21
luchtwegprikkelbaarheid
   21, 42
luchtwegspiertjes 21
luchtwegverwijders 20,
   49, 58

M
medicatie 20, 44, 58, 63
medicijnen 54, 55
Montelukast 55, 59

O
ontsteking 13
ontstekingsremmers 20,
   59
opvoeden 68
ouders 66
overgewicht 49

P
paard 52
passief roken 50
peuterspeelzaal 33
piepende ademhaling 35

poederinhalatie 57
poederinhalator 58
pollenconcentratie 27
prikkelbaarheid van de
   luchtwegen 13, 42
pseudokroep 35
psychologie 97
psychosociale problemen
   99
puberteit 24
puffer 55

R
ragweed 24
roken 50
rugzakje 76

S
schimmels 26
school 72
sigarettenrook 23, 38
slijmvlies 21
smog 23
specifieke luchtwegprik-
   kelbaarheid 14

spirometrie 42
sport 79
stembanddisfunctie 45
stembanden 45
stikstofmonoxide (NO) 43
stress 19
symptomen 13, 15, 18, 21,
   30
symptoomperceptie 87

T
therapietrouw 55, 90

V
vakantie 80
vernauwing van de lucht-
   wegen 14
virusinfectie 21
vliegen 82
vochtplekken 34
voortgezet onderwijs 77

Z
zelfmanagement 84
zus 70

GPSR Compliance

The European Union's (EU) General Product Safety Regulation (GPSR) is a set of rules that requires consumer products to be safe and our obligations to ensure this.

If you have any concerns about our products, you can contact us on

ProductSafety@springernature.com

In case Publisher is established outside the EU, the EU authorized representative is:

Springer Nature Customer Service Center GmbH
Europaplatz 3
69115 Heidelberg, Germany

www.ingramcontent.com/pod-product-compliance
Ingram Content Group UK Ltd.
Pitfield, Milton Keynes, MK11 3LW, UK
UKHW021253180426